மருந்து

வெ. இறையன்பு

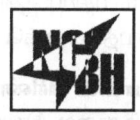

நியூ செஞ்சுரி புக் ஹவுஸ் (பி) லிட்.,
41-பி, சிட்கோ இண்டஸ்டிரியல் எஸ்டேட்,
அம்பத்தூர், சென்னை– 600 050.
☎ 044 – 26251968, 26258410, 48601884

Language: Tamil
Marunthu
Author: V.Iraianbu
First Edition: December, 2017
Second Edition: January, 2019
Third Edition: October, 2024
Copyright: Publisher
No. of pages: ii+30= 32

Publisher:
New Century Book House Pvt. Ltd.,
41-B, SIDCO Industrial Estate,
Ambattur, Chennai - 600 050.
Tamilnadu State, India.
email: info@ncbh.in
Online: www.ncbhpublisher.in

ISBN: 978 -81-2343-662-3
Code No. A 3821

₹ 35.00

Branches
Ambattur 044 - 26359906, **Spenzer Plaza (Chennai)** 044-28490027
Trichy 0431-2700885 **Pudukkottai** 04322- 227773 **Thanjavur** 04362-231371
Tirunelveli 0462- 2323990, 4210990, **Madurai** 0452-2344106, 4374106
Dindigul 0451-2432172 **Coimbatore** 0422-2380554 **Erode** 0424-2256667
Salem 0427-2450817 **Hosur** 04344-245726 **Krishnagiri** 04343-234387
Ooty 0423-2441743 **Vellore** 0416-2234495 **Villupuram** 04146-227800
Pondicherry 0413-2280101 **Nagercoil** 04652-234990

மருந்து
ஆசிரியர்: வெ.இறையன்பு
முதல் பதிப்பு: டிசம்பர், 2017
இரண்டாம் பதிப்பு: ஜனவரி, 2019
மூன்றாம் பதிப்பு: அக்டோபர், 2024

அச்சிட்டோர்: பாவை பிரிண்டர்ஸ் (பி) லிட்.,
16 (142), ஜானி ஜான் கான் சாலை, இராயப்பேட்டை, சென்னை - 14
☎: 044-28482441

All rights reserved. No part of this book may be reprinted or reproduced or utilised in any form or by any electronic, mechanical, or other means, now known or hereafter invented, including photocopying and recording, or in any information storage or retrieval system, without permission in writing from the publishers.

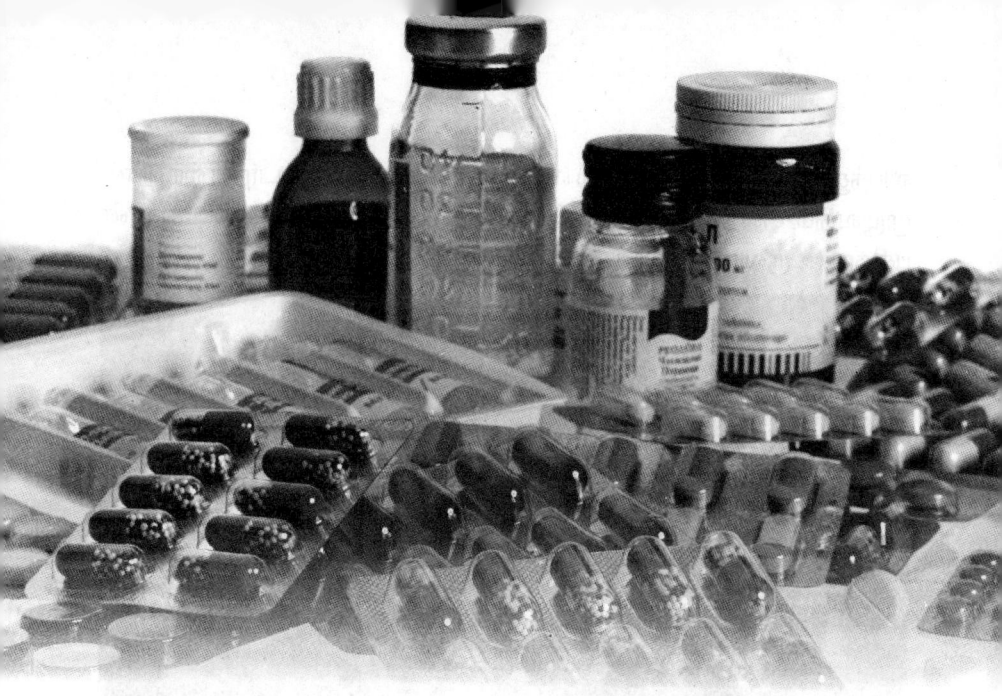

நோயையும், வலியையும், குணப்படுத்தும் செயல்பாடே மருந்து என்று கருதுகிறோம். செயல்பாடு என்று குறிப்பிடுவதற்குக் காரணம் சில நோய்களுக்கு மருந்தே உடற்பயிற்சிகளும், தசைப்பயிற்சிகளும்தான். முதுகுவலி ஏற்பட்டால் வலிநிவாரணிகளை தற்காலிகமான விடுதலைக்காக எடுத்துக்கொள்பவர்கள் விரைவிலேயே சிறுநீரகம் பாதிக்கப்பட்டு அவதிப்படுகிறார்கள். ஆனால் கட்டாந்தரையில் தலையணையின்றி பத்துநாட்கள் படுத்திருந்தால் முதுகுவலி முற்றிலும் குணமாகும் என்பது நடைமுறை நிவாரணம். அதுவே நிரந்தர நிவாரணமும்கூட. அதைப்போலவே வயோதிகத்தில் எலும்புகள் தேய்ந்து வலி ஏற்படாமல் இருக்கத் தசைகளுக்குத் தரும் பயிற்சியே நல்ல மருந்து.

கிராமங்களில் குழந்தைகள் தலைகீழாக நிற்கும்போது தோன்றும் வயிற்றுவலியை ‘குடலேற்றம்’ என்று சொல்வார்கள். பிறகு அதற்கு வயிற்றில் ஒருவிதமாக தட்டிக் குணப்படுத்துவார்கள். அதைப்போலவே சுளுக்கு ஏற்பட்டால் விளக்கெண்ணெய் போட்டு நன்றாக நீவி அதைச் சரி செய்வார்கள். மஞ்சள் காமாலை போன்ற குறைபாடுகளுக்குப் பத்தியம் இருப்பதையே மருந்தாகக் கையாளுவார்கள். உளுந்து, எண்ணெய், காரம் போன்றவற்றை முற்றிலுமாகத் தவிர்த்து இட்லியைக்கூட வெந்தயம் சேர்த்து தயாரிப்பார்கள். ஆறுமாத காலம் கடுமையான பத்தியம் இருந்து அந்தக் குறைபாட்டிலிருந்து விடுதலை பெறுவார்கள். அதைப்போலவே

விபத்துகள் ஏற்பட்டு கை, கால் எலும்பு முறியும்போது தொடர்ந்து வாழ்நாள் முழுவதும் சில பயிற்சிகளை மேற்கொள்ள வேண்டும். அப்போதுதான் புதிதாக உருவாகிற எலும்பு வலிமையோடு திகழ முடியும்.

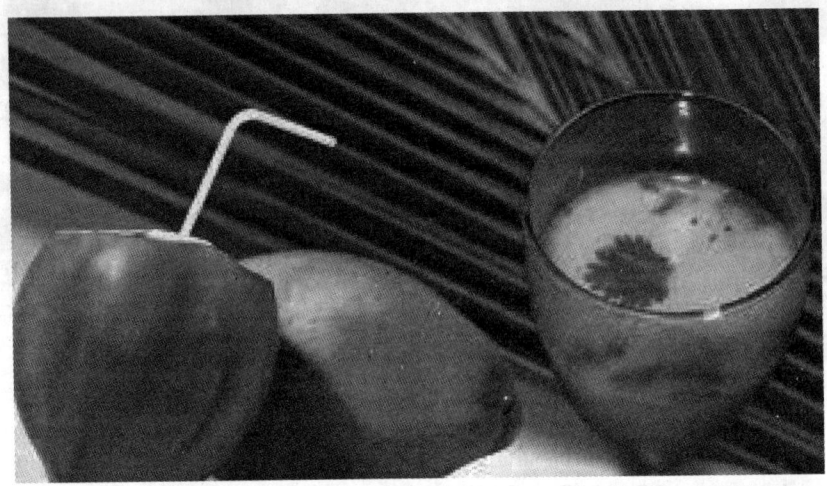

தேவையில்லாமல் மருந்துகளை உண்பது குறுக்குவழியில் தன்னைக் குணப்படுத்துகிற வழியாக சிலரால் மேற்கொள்ளப்படுகிறது. வயிற்றுப்போக்கு ஏற்படும்போது காரத்தைத் தவிர்த்து நிறையத் தண்ணீரையும், மோரையும், இளநீரையும் மாத்திரம் உட்கொண்டால் மூன்று நாட்களில் அதைக் குணப்படுத்திவிடலாம். ஆனால் அதுவரை பொறுத்திருக்க முடியாமல் மருந்துகளை உட்கொள்பவர்கள் இருக்கிறார்கள். நம் உடலிலேயே சுயமாகச் சரிசெய்துகொள்ளும் 'மெக்கானிசம்' ஒன்று உண்டு. அதை மருந்துகள் சாப்பிடுவதன் மூலமாக நாம் அழித்துவிடுகிறோம். நம் இயற்கை எதிர்ப்பு சக்தியைத் தேவையற்ற நிவாரணிகளால் கெடுத்துக்கொள்கிறோம்.

ஒருமுறை நான் கோவை சென்றிருந்தபோது பாலமலை என்கிற இடத்திற்கு அங்கிருந்த மாவட்ட வன அதிகாரியுடன் பயணம் செய்தேன். சாலை குண்டும் குழியுமாக மிகவும் பரிதாபகரமான நிலையில் இருந்தது. எந்த நிமிடத்திலும் கவிழ்ந்து விடலாம் என்கிற அளவிற்கு மிக மோசமான அந்தப் பயணத்தில் ஏற்பட்ட குலுக்கலில் என் முதுகு பயங்கரமாகப் பாதிக்கப்பட்டது. அதற்குப் பிறகு கடுமையான முதுகுவலியால் அவதிக்குள்ளானேன். மருந்துகளாலோ, வேறு சிகிச்சைகளாலோ பயனின்றி பரிதவித்தேன். என்னிடம் சில மருத்துவர்கள் ஒரு வாரம் விடுப்பெடுத்து

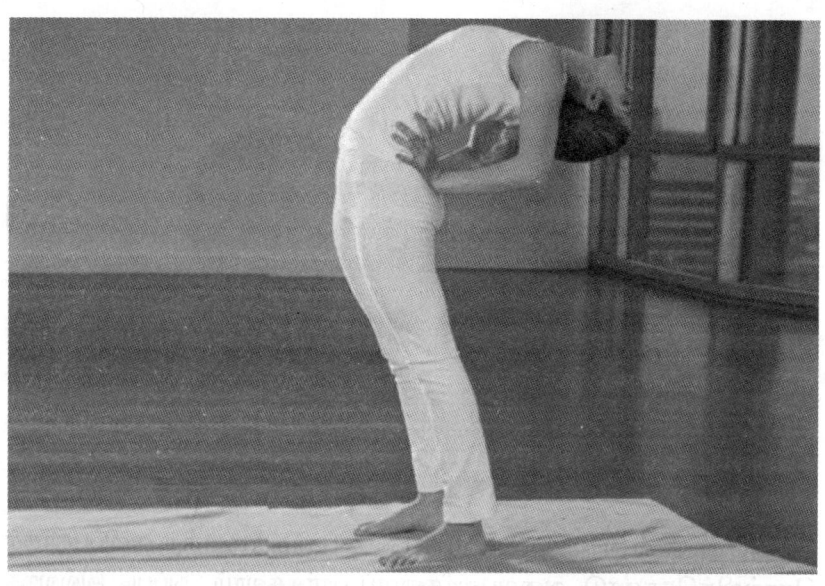

படுக்கையிலேயே படுத்து ஓய்வெடுக்கும்படி கூறினார்கள். ஆனால் நானோ அட்லஸ் உலக உருண்டையைத் தன் தோள்களில் தாங்குவதைப்போல நானே என்னுடைய துறையின் அத்தனை பணிகளையும் தாங்குவதாக நினைத்துக்கொண்டு விடுப்பெடுக்க மறுத்தேன். வலி தொடர்ந்தது. பிறகு யோகா ஆசிரியர் ஒருவரை அணுகி அவர் மூலம் எளிய பயிற்சிகளை கற்றுக்கொண்டேன். தினமும் மேற்கொண்ட அந்தப் பயிற்சி என் வலியை நீக்கியதோடு முதுகுத் தண்டையும் நேராக்கியது. மருந்து என்னும் குறுக்கு வழியில் எல்லா நேரங்களிலும் பயணிப்பதில் பலனில்லை என்பதை உணர்ந்தேன்.

கிராமத்தில் இருக்கின்ற பலர் ஊசி போட்டால்தான் நோய் விரைவில் குணமாகும் என்று நினைப்பார்கள். எனவே மருத்துவரிடம் ஊசிபோடும்படி வற்புறுத்துவார்கள். வெகு நன்றாகப் படித்தவர்கள்கூட ஊசிபோட்டால் உடனடியாக நிவாரணம் கிடைக்கும் என்று நினைப்பதுண்டு. அது தவறான அணுகுமுறை. இன்னும் சிலரோ ஊசி என்றால் நடுங்குவார்கள். அடுத்தவர்களுக்கு ஊசிபோடுவதைப் பார்த்தே மயக்கமடைகிற மனிதர்களை எல்லாம் நான் பார்த்திருக்கிறேன். பல நேரங்களில் மருந்தைவிட மருந்து தருகிற நம்பிக்கை முக்கியமானது. எனவே நம்பிக்கையோடு நமக்கு அளிக்கப்படுகிற மருந்தை உட்கொள்ள வேண்டும். சில நேரங்களில் எந்தக் குறைபாடும் இல்லாமல், அடுத்தவர்கள்

4

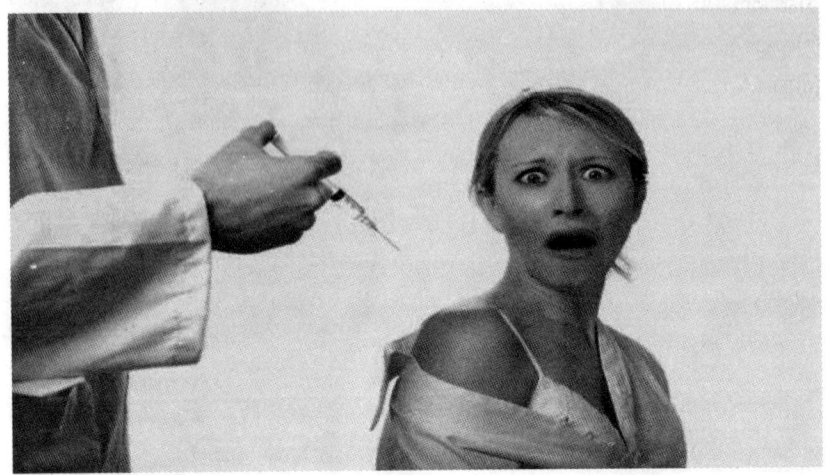

கவனம் தம்மேல் இருக்க வேண்டுமென்பதற்காகத் தனக்கு வலிப்பதாகச் சொல்லிக்கொண்டு அலைபவர்களைப் பார்க்கலாம். அப்படி இல்லாத நோயை இருப்பதாகக் கற்பனை செய்து கொண்டிருப்பவர்களுக்குச் சில வைட்டமின் மாத்திரைகளைத் தந்து அவர்களுடைய மனவியாதியைக் குணப்படுத்துகிற மருத்துவர்கள் உண்டு.

மருந்து என்பது குணப்படுத்துவது மட்டுமல்ல, வராமல் தடுப்பதையும் உள்ளடக்கிய செயல்பாடு. அது பொருட்களாக இருக்க வேண்டிய அவசியமில்லை. சரியான வகையில் வாழ்வை வாழ்கிறவர்கள் பல நோய்களும், குறைபாடுகளும் வராமலேயே தங்களைக் காத்துக்கொள்ள முடியும். அவர்கள் சாப்பிடுகிற உணவும், மேற்கொள்கிற கட்டுப்பாடுகளும் அவர்கள் உடலுக்கு வருகிற சில தொற்று வியாதிகளைக்கூட அதிகமாகப் பாதிப்புக்கு உள்ளாக்காமல் ஒரு பாதுகாப்பு வட்டத்தை உண்டாக்கும் என்பதே உண்மை.

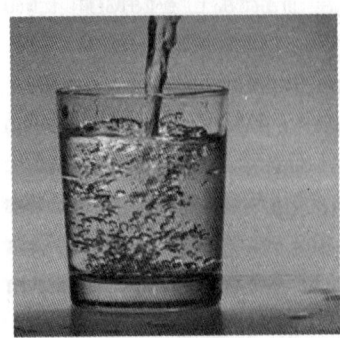

நோயைத் தடுப்பதில் உணவு முக்கியப் பங்கை வகிக்கிறது. உணவு என்பது நாம் உட்கொள்ளும் நீரையும் உள்ளடக்கியது. பெரும்பாலான நோய்கள் சுத்தமில்லாத தண்ணீரால் சத்தமில்லாமல் பரவுகிறது. தூய்மையான நீரை அருந்துவது கல்லீரலைப் பாதிக்கின்ற பல நோய்களில் இருந்து நமக்குப் பாதுகாப்பைத் தரும்.

சின்ன வயதிலிருந்தே அதிக எண்ணெய், காரம், உப்பு ஆகியவை இல்லாத உணவை உட்கொண்டால் ரத்தக்கொதிப்பு, சர்க்கரை வியாதி, இதய நோய் போன்ற இம்சைகள் வராமல் இனிமையாக இருக்க முடியும். அதைப்போலவே மூச்சுப்பயிற்சி, தியானம், நடைப்பயிற்சி போன்றவற்றை மேற்கொள்வதால் மன நலமும், உடல் நலமும் பாதுகாக்கப்படும்.

மருந்தற்ற நோய்களுக்கு ஒழுக்கமே சிறந்த மருந்தாக இருக்கிறது. பால்வினை நோய்களுக்கும், எய்ட்ஸ் போன்ற குறைபாடுகள் வராமல் இருப்பதற்கும் நம் மனக்கட்டுப்பாடும், நேர்மையான நெறிமுறைகளுமே முக்கியமாக இருக்கின்றன. சிலவற்றை மேற்கொள்வதால் வராமல் இருக்கிற நோய்கள் உண்டு. சிலவற்றைத் தவிர்ப்பதால் வராமல் இருக்கிற நோய்களும் உண்டு. நல்ல பழக்க வழக்கங்கள் மேற்கொள்வதையும், தவிர்ப்பதையும் ஒருங்கே நிகழ்த்துகிற உன்னதமான செயல்பாடுகளாக இருக்கின்றன.

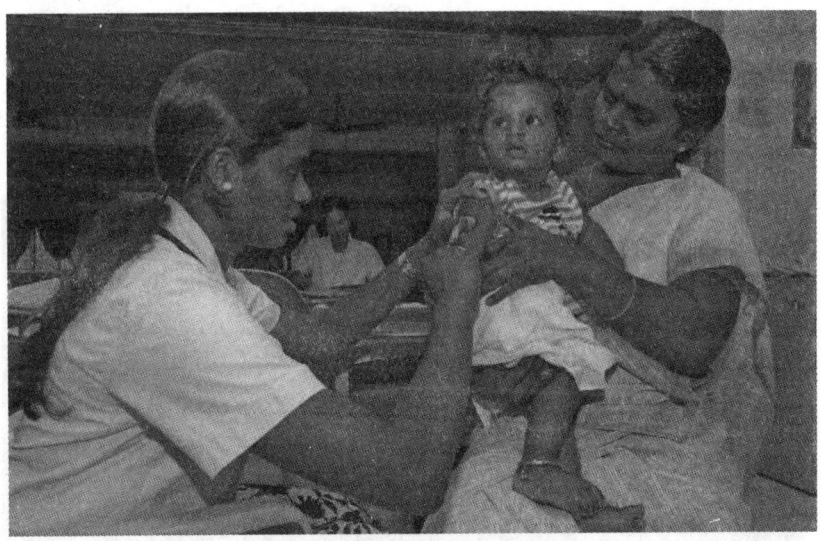

மருத்துவத்தில் மகத்தான முன்னேற்றம் நோய்கள் வராமல் தடுக்கிற மருந்துகளைக் கண்டுபிடித்தபோது உருவானது. நோயை உண்டாக்கும் கிருமிகளையே குறைந்த அளவு உடலில் செலுத்தி எதிர்ப்பு சக்தியை உற்பத்தி செய்தால் அந்நோய் வராமல் தடுக்க முடியும் என்பதும், சில நோய்கள் ஒருமுறை வந்தால் வாழ்நாள் முழுவதும் அவை வருவதில்லை என்கிற அறிவும் மானுடத்திற்கு மிகப் பெரிய வரங்களாக அமைந்தன.

அவ்வாறு புழக்கத்திற்கு வந்தவைதான் தடுப்பூசிகள். தட்டம்மை, கக்குவான், முடக்குவாதம் போன்றவை வராமலேயே தடுப்பு மருந்துகள் மூலம் தடுக்க முடியும் என்பது மிகப் பெரிய பெருமூச்சாக அமைந்தது. குழந்தைகள் சிறுவயதிலேயே இறந்துபோவதையும், கால்கள் சூம்பி நடக்க முடியாமல் கஷ்டப்படுவதையும் மாற்ற இவை அருமருந்தாக அமைந்தன.

இன்று மஞ்சள் காமாலை, டைபாய்டு, பன்றிக் காய்ச்சல் போன்ற பல நோய்களுக்கு தடுப்பூசிகள் வந்துவிட்டன. இந்த மருந்துகளை உடலில் செலுத்தும்போது ஏற்படும் காய்ச்சலே இவை ஒழுங்காக வேலை செய்கின்றன என்பதற்குச் சான்றாக இருக்கின்றன.

தடுப்புமருந்துகள் விஞ்ஞான முன்னேற்றத்திற்கு மிகப் பெரிய காரணமாக இருந்து மனிதர்கள் மரணமடைவதைக் குறைக்கின்ற அமிர்தமாக ஆனது. உண்மையிலேயே தேவாமிர்தம் இருக்கிறதோ இல்லையோ, மனிதனால் கண்டுபிடிக்கப்பட்ட அமிர்தமாகத் தடுப்பு மருந்துகள் இருந்தன.

எதுவுமே குறைந்த அளவு கொடுக்கப்பட்டால் அது உடலை உறுதியாக்கும் என்கிற தடுப்பு மருந்தின் தத்துவம் வாழ்க்கைக்கும் பொருந்தும். குறைந்த அளவு கண்டிப்பு, கோபம், மிரட்டல், தண்டனை ஆகியவை இருந்தால் அது இல்லத்திலும் நிறுவனத்திலும் அதிகப்

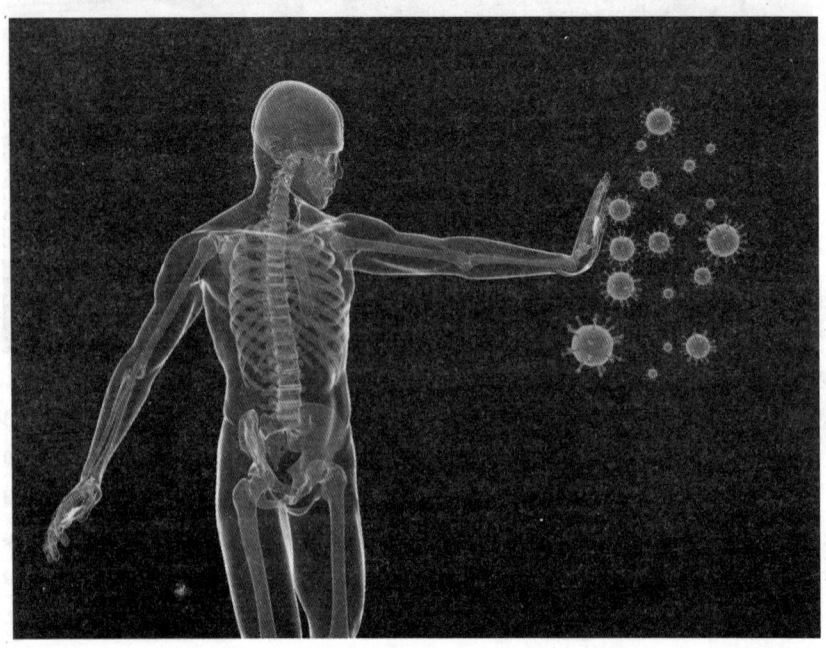

பலனை விளைவிக்கும். எப்போதாவது கண்டிக்கின்ற தந்தை எப்போதும் கண்டிக்கிற தந்தையைவிட அதிகமான மரியாதையைப் பெறுவார். எப்போதாவது தண்டனை கொடுக்கும்போது அதற்கு அதிகப் பலன் இருக்கும். சில நேரங்களில் செயல்பாட்டிற்கு இருக்கும் பயத்தைவிட அச்சுறுத்தலுக்கு இருக்கும் பயம் அதிகமாக இருக்கும். அடிப்பதைவிட 'அடிப்பேன்' என்று மிரட்டுவது அதிகப் பலன் உள்ளதாக அமையும். முடக்குவாதம் வந்தவர் 'எழுந்து வந்தால் என்ன செய்வேன் பார்' என்று மிரட்டிக்கொண்டே இருந்தால் ஏற்படுகிற விளைவு அவர் எழ முயன்றால் விளைவதில்லை.

நமக்குள்ளேயே இருக்கும் எதிர்ப்பு சக்தியை, ஆற்றும் சக்தியை, குணப்படுத்தும் சக்தியை தூண்டுவதுதான் மருந்து. அதைப்போலவே ஒவ்வொரு மனிதனுக்குள்ளே இருக்கும் ஆற்றலை அவனாகவே வெளியே கொண்டுவர பயிற்றுவிப்பதுதான் நல்ல கல்வியாக இருக்க முடியும். அதுவே தொலைநோக்குப் பார்வையாக நெடுங்காலப் பயன்களைத்தரும்.

பசிப்பதைக்கூட ஒரு பிணியாக நம் முன்னோர்கள் கருதினார்கள். சரியான உணவு கிடைக்காதபோது உடலில் எண்ணற்ற குறைபாடுகள் உண்டாகிவிடும் என்பதே உண்மை. சமச்சீர் உணவை உண்டால் மட்டுமே தாதுப்பொருட்கள் குறைபாட்டினாலும், வைட்டமின்கள் குறைபாட்டினாலும் உண்டாகிற பல வியாதிகள் வராமல் தடுக்கமுடியும். கப்பல் பயணத்தின்போது வைட்டமின் 'சி' கிடைக்காததால் 'ஸ்கர்வி' என்கிற நோயால் பல மாலுமிகள் இறந்துபோனார்கள். எந்தக் குற்றமும் செய்யாதவர்களும் சரியான உணவு கிடைக்காதபோது நோய்வாய்ப்பட்டு விடுவார்கள். உடலின் எதிர்ப்பு சக்தி குறைவதும் அதற்குக் காரணம். மக்களுக்குத் தீராத பசி ஏற்படுமேயானால் அது நாட்டையே பீடித்த நோயாகக் கருதப்படும் என்றுதான் 'பசிப்பிணி' என்று அதை அழைத்தார்கள்.

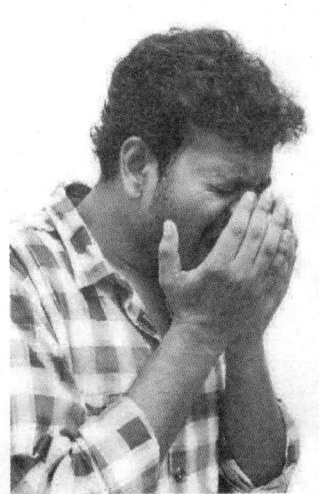

நோய் வேறு, குறைபாடு வேறு. கிருமிகளால் வருவது நோய். அங்க அவயங்கள் சரியாகச் செயல்படாதபோது ஏற்படும் உடலியல் பிரச்சினை குறைபாடு.

வைரஸ், பேக்டீரியா, பூஞ்சைக்காளான் போன்றவற்றால் உண்டாகிற நோய்கள் வேகமாகப் பரவும் இயல்பு கொண்டவை. ஒருவரிடமிருந்து மற்றொருவருக்கு மின்னல் வேகத்தில் பரவுகிற ஆற்றல் அவற்றிற்கு உண்டு. அவை காற்றின் மூலமோ, நீரின் மூலமோ, ஸ்பரிசத்தின் மூலமோ, உடலுறவின் மூலமோ மற்றவர்களுக்குப் பரவும். சளி பிடித்தவர்கள் தும்மினால்கூட அது அடுத்தவர்களுக்குச் சென்று சளி பிடிக்க வைக்கும். அதனால்தான் தும்மும்போது கைகளால் வாயை மூடிக்கொண்டு தும்ம வேண்டும் என்பது நாகரிகமாகக் கருதப்படுகிறது.

ஒரு வீட்டில் ஒருவருக்கு வைரஸ் காய்ச்சல் வந்தால் கொஞ்சம் கொஞ்சமாக மற்ற எல்லோருக்கும் அது பரவிவிடுகிறது. அதைப்போலவே கண் நோய் வந்தால் அவர்கள் யாருடன் கைகுலுக்குகிறார்களோ அவர்களுக்கெல்லாம் அது வந்துவிடுகிறது. ஆனால் குறைபாடுகள் அப்படிப் பரவக்கூடியவை அல்ல. ஒருவருக்கு சர்க்கரை நோய் இருந்தாலோ, இதய நோய் இருந்தாலோ, சிறுநீரகச் செயல்பாடு மந்தமாக இருந்தாலோ, தைராய்டு சுரப்பி சரியாகச் செயல்படாமல் இருந்தாலோ அவர்களோடு பழகுகிறவர்களுக்கு அது பரவுவதில்லை. எல்லோருக்கும் தெரியக்கூடிய குறைபாடுகளும் உண்டு. பார்வைக் குறைபாடு, கேட்கும் திறனில் உள்ள குறைபாடு, வாய்பேச முடியாமல் உள்ள குறைபாடு, போன்றவை அந்த வகையைச் சேர்ந்தவை.

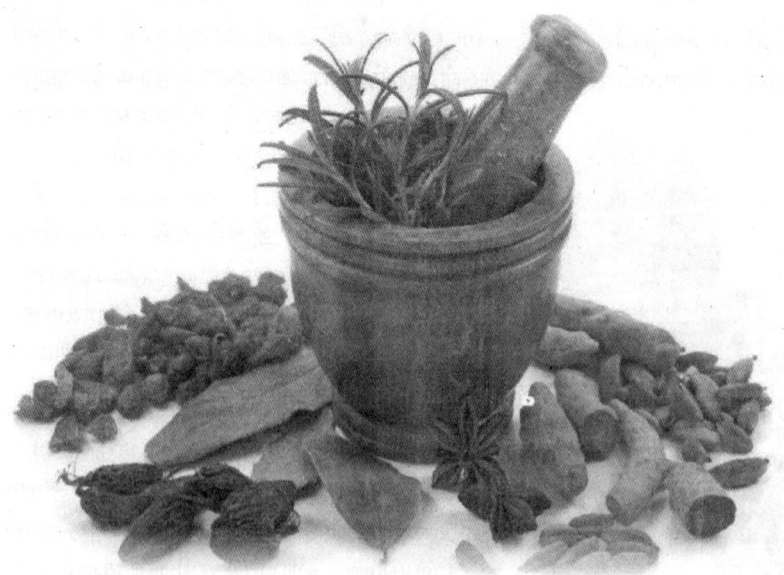

நாட்டு மருந்துகள் இந்த மண்ணுக்குச் சொந்தமானவையாக இருந்தன. மேற்கத்திய மருந்து புழக்கத்தில் வந்த பிறகு அவை கொஞ்சம் கொஞ்சமாக மறந்தும், மறைந்தும் போயின. கையில் பணமிருந்தால் எந்த மருந்துக் கடையிலும் சென்று நாமாகவே மருந்துகளைப் பெற்றுவிட முடியும் என்கிற நிலை இந்தியாவில் மட்டும்தான் இருக்கின்றது. மேற்கத்திய நாடுகளில் ஆன்டிபயாட்டிக், வலி நிவாரணி போன்றவற்றை மருத்துவர் சான்றிதழ் இல்லாமல் யாரும் வாங்க முடியாது.

மேற்கத்திய மருந்துகளைப்போல எளிமையாக நாட்டு மருந்துகள் அந்தக் காலத்தில் கிடைக்காது. வைத்தியரைச் சென்று பார்த்தால் அவர் நாடி பிடித்து என்ன நோய் இருக்கிறது என்பதை முதலில் கண்டறிவார். பிறகு மருந்தைத் தயாரித்துத் தருவார். நோய்க்கு மாத்திரம்தான் மருந்து கிடைக்கும். தவறான காரியங்களுக்கு ஊக்கமருந்துகள் கிடைக்காது. எல்லோருக்கும் ஒரே மாதிரியான மருந்து இல்லை. அவர்கள் வயது, உடல்நிலை, நோயின் தீவிரம், வாழ்க்கைச் சூழல் போன்றவற்றை அறிந்த பிறகு அதற்குத் தகுந்தவாறு மருந்துகள் தயாரிக்கப்படும். மருந்து என்பது கட்டாயம் பத்தியத்தை உள்ளடக்கியதாக இருக்கும். குறைந்தது ஒரு மண்டலத்திற்காவது அந்த மருந்துகளைச் சாப்பிடவேண்டும். அப்போது தவிர்க்கப்படவேண்டிய உணவு வகைகளை நிச்சயம் தவிர்க்க வேண்டும்.

நாட்டுப்புற மருந்துகளை எந்தக் கடையில் வேண்டுமானாலும் சென்று விருப்பம்போல் வாங்க முடியாது. ஒரு மனிதனை சுயக்கட்டுப்பாட்டுக்கு உட்படுத்துகிற ஓர் உயர்ந்த நடைமுறையாக அது இருந்த காரணத்தால் அதைவிட எளிதாகவும், எங்கு வேண்டுமானாலும் வாங்கிக்கொள்ளலாம், எந்தப் பத்தியமும் இருக்க வேண்டியதில்லை என்கிற சலுகை இருந்த காரணத்தாலும் மேற்கத்திய மருந்துகளை நம் மக்கள் வசதியாகத் தேர்ந்தெடுத்துக் கொண்டார்கள். அதற்குப் பிறகு தங்கள் விருப்பம்போல் வலியைக் குறைக்க அவற்றை எந்தவிதமான பரிந்துரையும் இல்லாமல் பயன்படுத்தத் தொடங்கினார்கள். அவர்களுக்கு மருந்துகள் குறுக்கு வழிகளாகத் தென்பட்டன.

தலைவலி பல காரணங்களால் வரலாம், மலச்சிக்கலால் ஏற்படலாம், மனச்சிக்கலால் ஏற்படலாம், ரத்தக்கொதிப்பால் ஏற்படலாம், தலைக்குள் கட்டி இருந்தால் ஏற்படலாம், ஆழ்ந்த தூக்கத்தில் எழுந்தால் உண்டாகலாம், எண்ணெய் தேய்த்துக் குளித்தால் தலையில் நீர் கோர்ப்பு ஏற்படலாம். எதுவாக ஆனாலும் தலைவலி மருந்தைத் தாராளமாக உட்கொள்ளலாம்

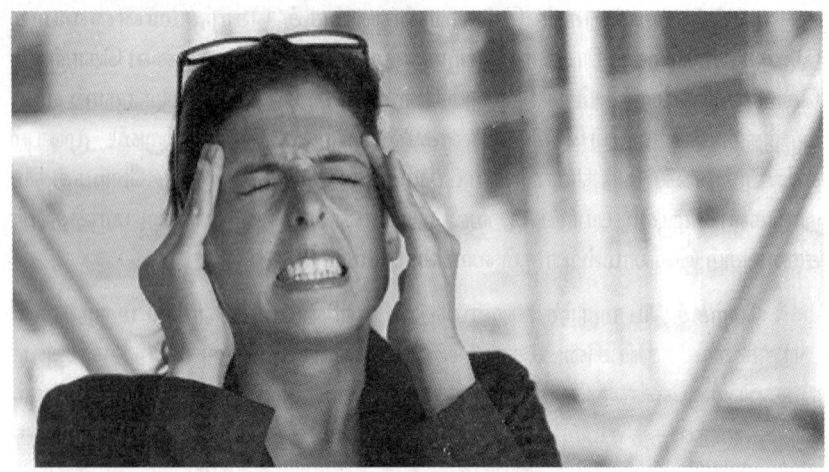

என்று அவர்கள் உட்கொள்ள ஆரம்பித்தார்கள். மருந்துகளுக்கு விளம்பரம் தருகிற நாடுகளில் நம்முடைய நாடும் ஒன்று. மருத்துவ விதிமுறைகளின்படி அறநெறியுடன் நடப்பவர்கள் மருத்துவமனைகளுக்கு எந்த நாளிதழிலும் விளம்பரம் கொடுக்கக்கூடாது என்ற நியதி இருக்கிறது. 'சேமித்துப் பயன்பெறுங்கள்' என்பதைப்போன்ற செயல்பாடு அல்ல மருத்துவம். 'அதிகம் பேர் நோய்வாய்ப்படுங்கள், நாங்கள் இருக்கிறோம் பார்த்துக்கொள்ள' என்பதைப்போல மருத்துவமனைக்கான விளம்பரம் மாறிவிட வாய்ப்பு உண்டு. தரமான சிகிச்சை கொடுக்கிற மருத்துவமனையை மக்கள் விரும்புகிறார்கள்.

அந்நியப்படாத சூழலும், அன்புடன் நடந்துகொள்கிற மருத்துவர்களும், அதிகம் பணம் கறக்காத நெறிமுறைகளும் உள்ள மருத்துவமனையே மக்கள் மருத்துவமனையாக மலர்கிறது. விளம்பரத்தில் வருகிற மருந்துகள் தற்காலிகமாக நிவாரணம் தருபவையாக இருக்கின்றன. அவற்றை அதிகம் பயன்படுத்துபவர்கள் சிறுநீரகம் பாதிக்கப்பட்டு மருத்துவமனையில் நிரந்தரமாக சிகிச்சை பெறுகிற சூழலுக்குத் தள்ளப்படுகிறார்கள். ஒருமுறை நான் தனியார் மருத்துவமனைக்குச் சென்றபோது அங்கு ஒரு பெண்மணி என்னைத் தேடி ஓடி வந்தார். அவர் நடுத்தர வயதுடையவர். என்னைப்பற்றித் தெரிந்திருக்கிறது. எனவே நலம் விசாரிக்க வந்த அவரிடம் 'நான் என்ன பிரச்சினையம்மா, எதற்காக மருத்துவமனை வந்திருக்கிறீர்கள்' என்று விசாரித்தேன். அதற்கு அவர் 'என் கணவர் தலை வலிக்கிறது என்று எப்போது பார்த்தாலும் அவராகவே கடைகளில் மருந்து வாங்கிச் சாப்பிடுவார். அதன் காரணமாக சிறுநீரகம் பழுதடைந்து

செயற்கை முறையில் வாரம் இரண்டு முறை சிறுநீரை அகற்றுவதற்காக இந்த மருத்துவமனைக்கு வருகிறேன்' என்று தெரிவித்தார்.

எந்த மருந்தும் உடனடியாக வலியைப் போக்கினால் அது சிறந்த மருந்தாக இருக்கமுடியாது. கொஞ்சம் கொஞ்சமாக வலி மறைந்தால்தான் உடலைப் பாதித்த குறைபாடு விலகி வலி அகல்கிறது என்று பொருள். ஆனால் பலருக்கும் வலியைப் பொறுத்துக்கொள்கிற வைராக்கியம் இருப்பதில்லை. 'ஏதேனும் ஒருவகையில் விரைவில் பழையபடி ஆகிவிட மாட்டோமா!' என்கிற ஏக்கம் நமக்கு இருக்கிறது. ஆனால் அதற்காக நாம் மேற்கொள்ளும் முறைகள் முறையானதாகவும், தகுதிவாய்ந்த மருத்துவரின் அறிவுரையின்படியும் அமையவேண்டும்.

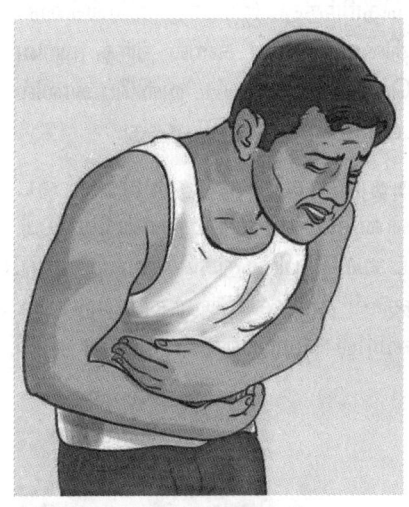

வலி என்பது குறியீடுதான். உடலில் ஏதேனும் ஒரு பகுதி வலித்தால் உடனடியாக நாம் மருத்துவரை அணுக வேண்டும். உள்ளுக்குள் இருக்கிற ஒரு குறைபாடோ, பிரச்சினையோதான் நீடித்த வலிக்குக் காரணம் என்பதை நாம் உணர வேண்டும். வலியைப் போக்கிவிட்டால் நாம் சரியானதாகிவிட்டதாகப் பொருளல்ல, வலிக்கான காரணத்தைப் போக்குவதுதான் சரியான வழிமுறையாக இருக்கும். உதாரணமாக வயிற்று வலி ஏற்பட்டால் அது அஜீரணக் கோளாறால் இருக்கலாம். அதுவே காரணம் என்று நாம் முடிவுகட்டக் கூடாது. சில நேரங்களில் நம் பெருங்குடலின் நுனிப்பகுதி (அப்பன்டிக்ஸ்) வீங்குவதால் ஏற்படுகிற காரணமாக இருக்கலாம். வயிற்று வலி தொடர்ந்து நீடித்தால் அது வயிற்றுக்குள் ஏதேனும் கட்டி இருப்பதால் ஏற்படலாம். சிறுநீரகத்தில் கல் இருந்தாலோ, குடல் இறக்கம் ஏற்பட்டாலோ வயிறு வலிக்கலாம். எனவே இத்தனைவிதமான காரணங்கள் இருக்கும்போது நாமே மருத்துவராக நினைத்துக்கொண்டு அந்த வலியை அணுகக்கூடாது. உடனடியாக மருத்துவரிடம் சென்றால் தேவையான பரிசோதனைகளைச் செய்யச் சொல்லி காரணத்தைக் கண்டுபிடித்து மருந்தை வழங்குவார். வலிக்கு

நாம் நன்றி சொல்ல வேண்டியவர்களாக இருக்கிறோம். உடலுக்குள் இருக்கும் உபாதையை உணர்த்துவது வலிதான்.

ஒருமுறை கதவில் கால்மோதி என் கால் விரல்களில் அசைக்க முடியாத அளவிற்கு வலி ஏற்பட்டது. மருத்துவர்களிடம் காட்டினேன். அவர்கள் தொட்டுப் பார்த்துவிட்டு எலும்பு முறிவாக இருக்க சாத்தியம் இல்லை, அப்படி இருந்தால் ஓர் அடி கூட எடுத்துவைக்க முடியாது, ஒருவேளை சுளுக்காக இருக்கலாம் என்று சில மருந்துகளை எழுதிக் கொடுத்தார்கள். சில தைலங்களைத் தடவவும் சொன்னார்கள். ஆனால் தொடர்ந்து வலியும், வீக்கமும் இருந்துகொண்டே இருந்தன. அதற்குப் பிறகு ஊடுகதிர் எடுத்தபோது வலது பாதத்தின் மூன்றாவது விரலில் மயிரிழை அளவு முறிவு ஏற்பட்டது தெரிந்தது. இரண்டு விரல்களை இணைத்துக் கட்டுப்போட்டார்கள். பதினைந்து நாட்களில் அந்த முறிவு சரியாகி பழையபடி நடக்க முடிந்தது. தொடர்ந்து ஏற்பட்ட வலியே காலில் வெறும் சுளுக்கு இல்லை என்பதை உணர்த்துவதாக இருந்தது.

எந்த வலி ஏற்பட்டாலும் அதற்காக மருத்துவரிடம் ஓட வேண்டியதில்லை. உடலில் சின்னச் சின்ன வலிகள் ஏற்படத்தான் செய்யும். சில நேரம் வேகமாகத் தும்மினால்கூட வயிறு பிடித்துக்கொள்வதுண்டு. அதைப்போலவே தாறுமாறாகப் படுத்தால் கழுத்தில் சுளுக்கு ஏற்படும். காலோ, கையோ அவசரத்தில் சுவரில் மோதினால் சின்ன வலி

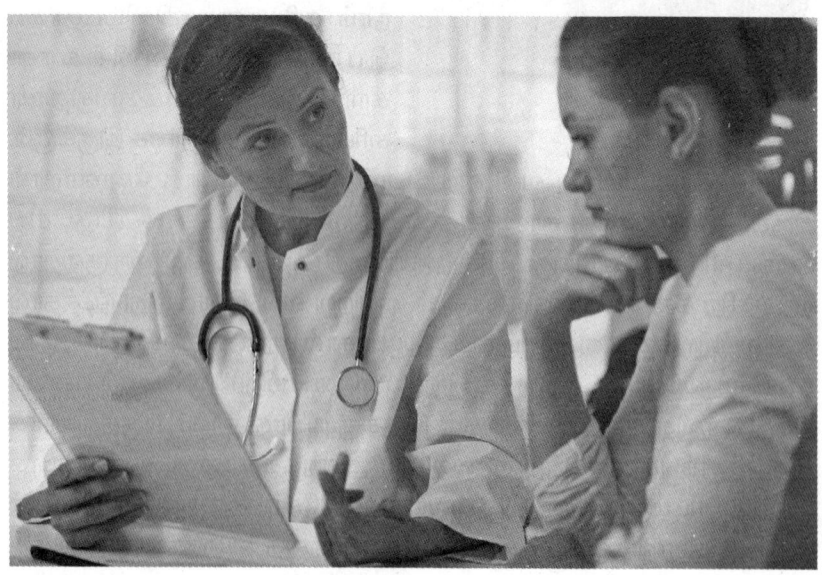

தோன்றலாம். பாதம் எங்காவது பாறையில் மோதினால் வலி உண்டாகலாம். அதைப்போலவே முகச்சவரம் செய்யும்போது கத்தி காயம் ஏற்படுத்தி வலி தோன்றலாம். உடனே மருத்துவரிடம் ஓட வேண்டியதில்லை. தேனீ கடித்தாலோ, குளவி கொட்டினாலோ வலி ஏற்படும். அட்டை ரத்தத்தை உறிஞ்சினால் அந்த இடத்தில் ஊசி குத்துவதைப்போல வலி தோன்றும். இவையெல்லாம் பொறுத்துக் கொள்ளக்கூடிய வலிகள்தாம். உடனடியாக அவற்றைப் பெரிதாக எடுத்துக்கொண்டு அழுது அரற்றி மருத்துவரிடம் ஓடி மாத்திரைகளைச் சாப்பிடுவது சரியல்ல. தேவையில்லாத மருந்துகளை எவ்வளவு குறைக்க முடியுமோ அவ்வளவு ஆரோக்கியமாக நாம் இருக்க முடியும். அது நம் உடலில் இயற்கையாக இருக்கின்ற எதிர்ப்பு சக்தியையும், குணமாகும் சக்தியையும் குன்றாமல் பார்த்துக்கொள்ளும்.

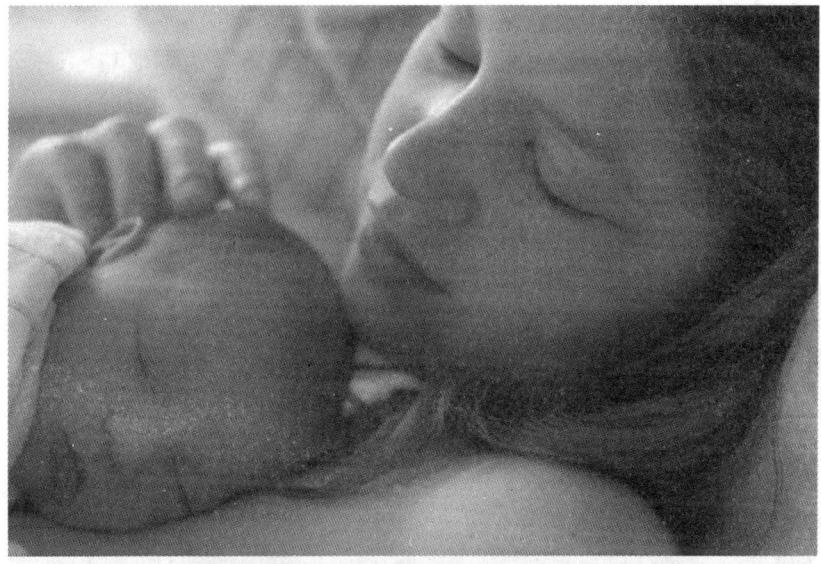

வலியே மருந்தாகிற ஒரு நிகழ்ச்சி உண்டு. அதுதான் மகப்பேறு. சிறிது சிறிதாக அதிகரிக்கும் வலி பிரசவத்தின்போது உச்சபட்சமாக மாறுகிறது. குழந்தை வெளியே வந்ததும் வலி அடங்குகிறது. அது மூன்று காரணங்களால் ஏற்படுகிறது. உச்சபட்ச வலி குறைவதாலும், பிறந்த குழந்தையின் அழகிய முகத்தைப் பார்ப்பதாலும், அடுத்த நிமிடமே தான் தாயான நிகழ்வாலும் அதுவரை ஏற்பட்ட அத்தனை துன்பமும் தூர்ந்துபோகிறது. ஒருவகையில் பார்த்தால் அதிகபட்ச வலியைத் தாங்குவதால்தான் பெண் பொறுமைக் குணத்தோடு இருக்கிறாளோ என்கிற கேள்வியும் எழுகிறது.

முதிர்ச்சி என்பது வலிகளைப் பொறுத்துக்கொள்வதில் இருக்கிறது. அவ்வாறு வலிகளைப் பொறுத்துக் கொண்டவர்களே சிகரத்தில் ஏறினார்கள், கடல்களைக் கடந்தார்கள், விண்ணைத் தொட்டார்கள், விஞ்ஞானம் விளைவித்தார்கள், கண்டுபிடிப்புகளை அளித்தார்கள். அடுத்தவர்களுடைய வலியை உறிஞ்சிக்கொள்வதே மெய்ஞானம். உடல் வலியைக்காட்டிலும் உபத்திரவங்கள் அதிகம் கொண்டது மனவலி. அந்த மனவலியை மாற்றுகிற ஆறுதல் சொற்களைச் சொல்லி, அவர்கள் நம் பாதங்களுக்கு அருகில் அமர்ந்தால் தன் கருணைப் பார்வையால் அவர்தம் வலியை அப்படியே ஏற்றுக்கொள்வதே மெய்ஞானம் பெற்றவர்களுடைய மேன்மையான பண்பு. அப்படிப்பட்டவர்கள் அருகில் சென்று அரை நிமிடம் அமர்ந்திருந்தால்கூட அத்தனை மனவலியும் மாறியதைப்போன்ற உணர்வு ஏற்படும்.

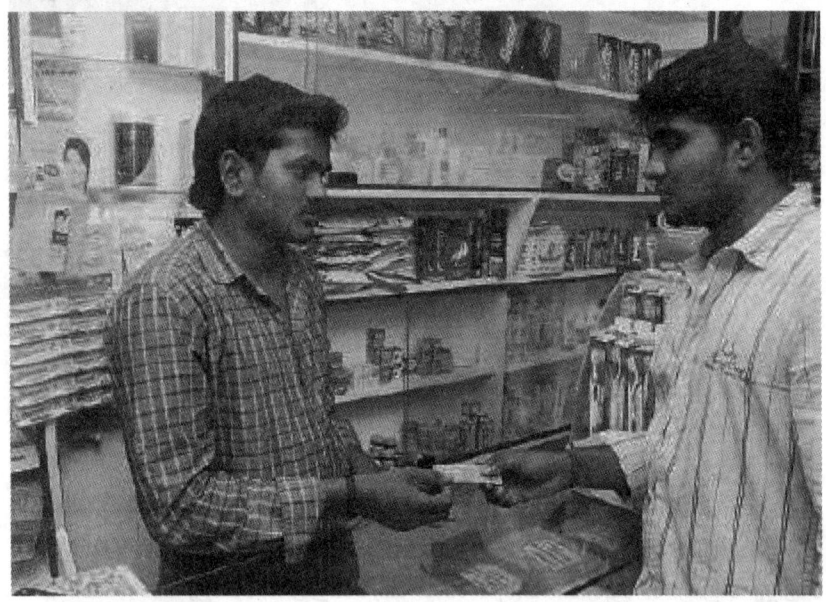

மருந்தைப் பொருத்தவரை சுய வைத்தியம் செய்துகொள்வது மிகப் பெரிய தவறு. ஒரு முறை மருத்துவரிடம் சென்றால் அவர் கொடுத்த மருந்துச்சீட்டை அப்படியே வைத்துக்கொண்டு அடுத்த முறை அவர்களாகவே சென்று அந்த மருந்தை வாங்கிச் சாப்பிடுகிற செயலை நம் நாட்டில் பலர் செய்கிறார்கள். அதன்மூலம் 'மருத்துவருக்குக் கொடுக்கிற பணம் மிச்சமாகுமே' என்று அவர்கள் நினைக்கிறார்கள். முதல் முறை மருத்துவர் கொடுத்தபோது வலியின் அடையாளங்களை

வைத்து அவர் அந்த மருந்தை அளித்தார். அடுத்த முறை சென்றால் அது அடையாளங்களோடு நின்றுவிடுகிற வலியல்ல என்பதால் நிச்சயம் சில பரிசோதனைகளை மேற்கொள்ளச் செய்வார். அவற்றின் அடிப்படையில் அந்த வலிக்குத் தேவை இன்னும் வீரியமான மருந்துகளா, அறுவைச்சிகிச்சையா என்று முடிவு செய்வார். ஆனால் நாமே சுயமாக மருந்துகளை வாங்கிச் சாப்பிடுகிறபோது அந்த மருந்து விஷமாகிப்போகிற வாய்ப்புகள் உண்டு. அதுமட்டுமல்லாமல் அடிக்கடி அதிக வீரியம் உள்ள மருந்துகளைச் சாப்பிட்டால் அவை பக்கவிளைவுகளை ஏற்படுத்தி விடுகின்றன. சிறுநீரகம், இதயம், கல்லீரல் போன்றவற்றை அவை தாக்குகின்றன.

அனல்போல் உடல் கொதித்தால் இரண்டு காய்ச்சல் மாத்திரைகளைப் போட்டால் சரியாகிவிடும் என்று சிலர் நினைத்துக்கொண்டு வம்பை விலைக்கு வாங்குகிறார்கள். எதையும் உடனடியாகக் குறைப்பது சரியாக இருக்காது. காய்ச்சல் என்பது நோய்க் கிருமிகளைக் கொல்ல உடம்பு ஏற்படுத்திக்கொள்ளும் தற்காப்பு முறைதான். அதை நாம் உணர்ந்தால் காய்ச்சலையே பிரச்சினையாகக் கருதமாட்டோம். இன்னும் சிலரோ நோய் வருவதற்கு முன்னாலேயே நோய் வந்த பிறகு சாப்பிடவேண்டிய மருந்துகளை சாப்பிடும் முன்ஜாக்கிரதை முத்தண்ணாக்களாக இருக்கிறார்கள். சூரத் நகரில் சுகாதாரம் இல்லாத காரணத்தால் இருபது ஆண்டுகளுக்கு முன்பு பிளேக் வியாதி ஏற்பட்டது. அப்போது அந்த நோய்க்கான மருந்து மருந்துக்கடைகளில் கிடைக்கவில்லை. காரணம் சிலர் அந்த மருந்தை வாங்கி நோய் வருவதற்கு முன்பே உண்டுவிட்டார்கள். இப்படிப் பல தவறான அணுகுமுறைகளால் உடலுக்குள் ரத்தத்திற்குப் பதிலாக மருந்தே ஓடுகிற மனித ஜென்மங்கள் உண்டு. தடுப்பு மருந்தையும், குணமாக்கும் மருந்தையும் குழப்பிக்கொண்டு இப்படிப்பட்ட தேவையில்லாத செயல்களில் ஈடுபடுபவர்கள் இருக்கிறார்கள். இது உண்மையிலேயே நோயால் பீடிக்கப்பட்டவர்கள் பாதிக்கப்படுவதற்கு வாய்ப்பாக இருந்துவிடுகிறது.

கொடுக்கிற மருந்துகளை சரியாகப் பயன்படுத்துபவர்கள் குறைவாக இருக்கிறார்கள். மருத்துவர் எந்த மருந்தை எழுதிக் கொடுக்கிறாரோ அதை விட்டுவிட்டு வேறொரு மருந்தை வாங்கிச் சாப்பிடுபவர்கள் இருக்கிறார்கள். 'என்னிடம் நூறு ரூபாய்தான் இருக்கிறது அதற்கு ஏற்றவாறு மருந்து கொடுங்கள்' என்று மருந்துக்கடைக்காரரை மருத்துவராக்குகிற பலர்

உண்டு. இதன்மூலம் போதிய அளவிற்கு வீரியம் இல்லாத மருந்துகளை உட்கொண்டு தனக்கு எதிர்ப்பு சக்தி வருவதற்குப்பதிலாக கிருமிகளுக்கு எதிர்ப்பு சக்தியை ஏற்படுத்தி விடுகிறார்கள். அதற்குப் பிறகு எவ்வளவு வீரியம் மிகுந்த மருந்துகளைச் சாப்பிட்டாலும் அது பலனளிக்காமல் போய்விடும்.

எத்தனை வேளை சாப்பிடவேண்டுமோ அத்தனை வேளைகள் மருந்தைச் சாப்பிடாமல் இருப்பது இன்னொரு பிறழ்வு. சளி, காய்ச்சல், போன்றவற்றிற்கு மருத்துவர் ஐந்து நாட்கள் சாப்பிடும்படி மருந்து எழுதிக்கொடுத்தால் இரண்டு நாட்கள் சாப்பிட்டவுடனேயே உடல் சரியாகிவிட்டது என்பதால் அதற்குப் பிறகு அந்த மருந்தை சாப்பிடாமல் விட்டுவிடுபவர்கள் இருக்கிறார்கள். அதன் காரணமாக அந்தக் குறிப்பிட்ட ஆண்டிபயாட்டிக் செயல் இழந்துவிடுகிறது. அடுத்த முறை அவர்களுக்கு அதே பாதிப்பு வரும்போது இன்னும் அதிக வீரியம் கொண்ட மருந்தை அவர்கள் உண்ண வேண்டியதாக இருக்கிறது. இதனால் அவர்கள் சிறுநீரகங்கள் பாதிக்கப்படுவதற்கு வாய்ப்புகள் இருக்கின்றன.

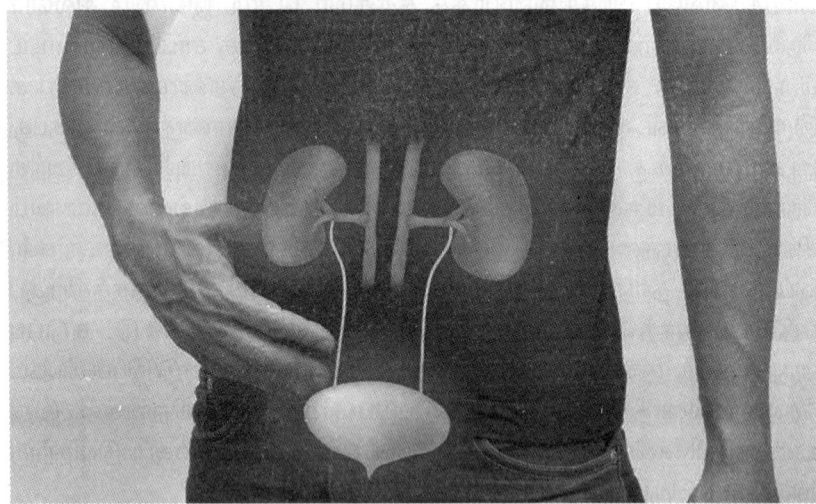

சிலர் எதிலும் அதீத ஆர்வமாக இருப்பார்கள். மருத்துவர் சொன்ன விகிதத்தில் சாப்பிடாமல் நோய் சீக்கிரம் குணமாக வேண்டும் என்ற ஆர்வத்தில் அவர் சொன்னதைப்போல இரண்டு மடங்கு மருந்தை உட்கொள்வார்கள். இதனால் நரம்புகள் பாதிக்கப்பட்டு தலைவலியால் சிரமப்படுவார்கள். இன்னும் சிலரோ மருந்தை ஒவ்வொரு வேளையும்

சாப்பிடாமல் விட்டு விட்டு சாப்பிடுவார்கள். பிறகு காலையில் சாப்பிடாமல் விட்டதற்கு இரவில் ஈடுகட்டி இம்சைப்படுவார்கள். ஒரு சிலர் மருத்துவர் எழுதிக்கொடுத்த எல்லா மருந்துகளையும் சாப்பிடாமல் இவர்கள் எதைச் சாப்பிட வேண்டும் என்று முடிவெடுத்து அவற்றை மாத்திரம் சாப்பிடுவார்கள். இதனால் குறைபாடு குணமாகாமல் சிரமப்படுவார்கள்.

மருத்துவர் மருந்து எழுதிக்கொடுத்ததும் எதைச் சாப்பாட்டுக்கு முன்பு சாப்பிட வேண்டும், எதை சாப்பாட்டுக்குப் பின்பு சாப்பிட வேண்டும் என்பதைக் கச்சிதமாக தெரிந்துகொள்ள வேண்டும். சாப்பாட்டிற்கு முன்பு சாப்பிட வேண்டியதை தவறிப்போய் சாப்பிடாமல் விட்டுவிட்டு பிறகு அதைச் சாப்பிட்டு அதற்குப்பிறகு இன்னொரு முறை சாப்பிடுபவர்களை நான் பார்த்திருக்கிறேன். உணவு மேசையின் மீதே இப்படி மறதியுள்ளவர்கள் மருந்துகளை வைத்துக்கொள்வது நல்லது. மருத்துவர்கள் சில மருந்துகளை வெறும் வயிற்றில் சாப்பிடக் கூடாது என்றும் சிலவற்றை வெறும் வயிற்றில்தான் சாப்பிட வேண்டுமென்றும் நம்மிடம் திட்டவட்டமாகக் கூறுவார்கள். சில மருந்துகளைச் சாப்பிட்டால் வயிற்றில் அதிக அமிலம் சுரந்து சீரணக்கோளாறுகள் உண்டாகலாம் என்பதால்தான் அதைத்தடுக்க சாப்பிடுவதற்கு முன்பு சில மாத்திரைகளைச் சாப்பிடுமாறு அவர்கள் அறிவுறுத்துகிறார்கள். அவற்றை நெறிபிறழாமல் சாப்பிடுவதுதான் மிகவும் அவசியம்.

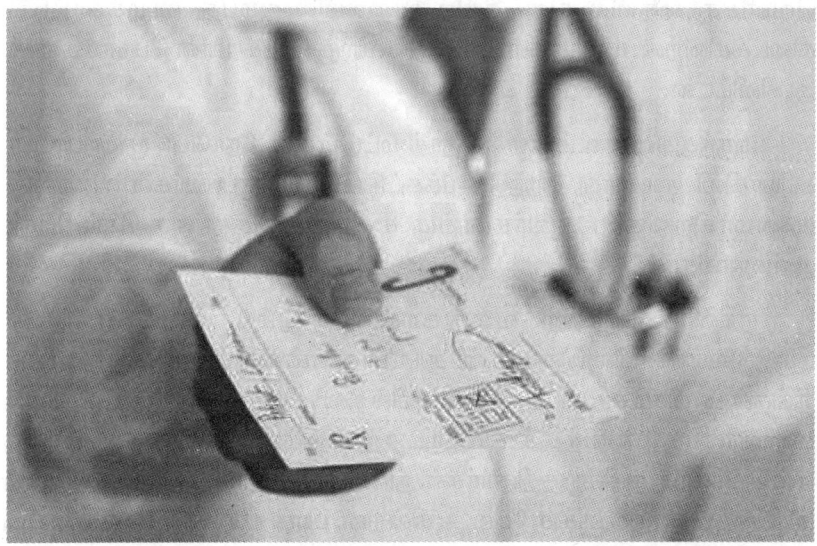

பொதுவாகவே மருத்துவர்கள் எழுதிக்கொடுக்கிற மருந்துகள் அவர்கள் மருத்துவமனை அமைந்துள்ள இடத்தை ஒட்டிய மருந்துக்கடைகளில்தான் கிடைக்கின்றன. எனவே மருத்துவமனையை ஒட்டிய மருந்துக்கடையில் அதை வாங்கிக்கொண்டு வெளியே வருவதுதான் நல்லது. அந்த மருந்து கிடைக்காவிட்டால் வேறெந்த மருந்தைச் சாப்பிடலாம் என்பதையும் அதே மருத்துவரிடம் தெளிவுபடுத்திய பிறகுதான் வேறு மருந்துக்குச் செல்லவேண்டும். சில மருத்துவர்கள் 'வேறு மருந்தை தரக்கூடாது' என்று தங்கள் மருந்துச்சீட்டில் தெளிவாகக் குறிப்பிடுவதும் உண்டு. சில மருத்துவர்கள் எப்போதும் விலையுயர்ந்த மருந்துகளையே எழுதிக்கொடுப்பார்கள். மருந்துக் கம்பெனிகள் தங்கள் மருந்துகளை அதிகமாக எழுதிக் கொடுக்கிறவர்களுக்கு வெளிநாட்டுப் பயணம் போன்றவற்றை ஏற்பாடு செய்வதுண்டு. சில மருந்துகளில் நானூறு சதவிகிதம்கூட லாபம் உண்டு.

என் நண்பர் ஒருவர் அறக்கட்டளை அமைப்பில் புற்றுநோய்க்கான மருத்துவமனை ஒன்றை தஞ்சையில் நடத்தி வருகிறார். நூற்றுக்கும் மேற்பட்ட நண்பர்கள் சேர்ந்து அதை அறச்செயலாக நடத்துகிறார்கள். ஒருவர் இரண்டு லட்சம் வீதம் பங்களிப்பு செய்து அதை நிறுவியிருக் கிறார்கள். அங்கே நோயாளிகளுக்கு மருந்தின் அடக்க விலையிலேயே அவற்றை விற்பனை செய்கிறார்கள். அதை விற்பனை என்றுகூட சொல்ல முடியாது, விநியோகம் என்றுதான் சொல்ல முடியும். சில மருந்துகள் வெளிச்சந்தையில் கிடைக்கிற விலையில் ஐம்பது விழுக்காட்டில் கிடைக்கின்றன. மருந்துகள் அந்த அளவிற்கு லாபகரமான பொருட்களாக ஆகிவிட்டன.

மருந்துகளை உட்கொள்வதால் மட்டும் ஒரு நோயோ, குறைபாடோ சரியாகிவிட முடியாது. சிறந்த சுயக்கட்டுப்பாடு இருப்பவர்கள் விரைவில் குணமாகிறார்கள். அவர்களுக்கு சிகிச்சை ஒத்தாசை செய்கிறது, அவ்வளவுதான்.

நான் ஒருமுறை வலதுகாலில் எலும்பு முறிவு ஏற்பட்டு மருத்துவமனையில் இருந்தேன். அப்போது என்னைப் பார்க்க வந்த பலர் 'நீங்கள் மாமிசம் சாப்பிட்டால் விரைவில் நலம் பெற முடியும், ஆட்டுக்கால் எலும்பில் சூப் வைத்துச் சாப்பிட்டால் எலும்பு விரைவாகக் கூடும்' என்றெல்லாம் அறிவுறுத்தினார்கள். நான் மாமிசம் சாப்பிடுவதை நிறுத்தி இருபது ஆண்டுகளுக்கு மேல் ஆகின்றன. பிற உயிர்களின் மீது ஏற்பட்ட

19

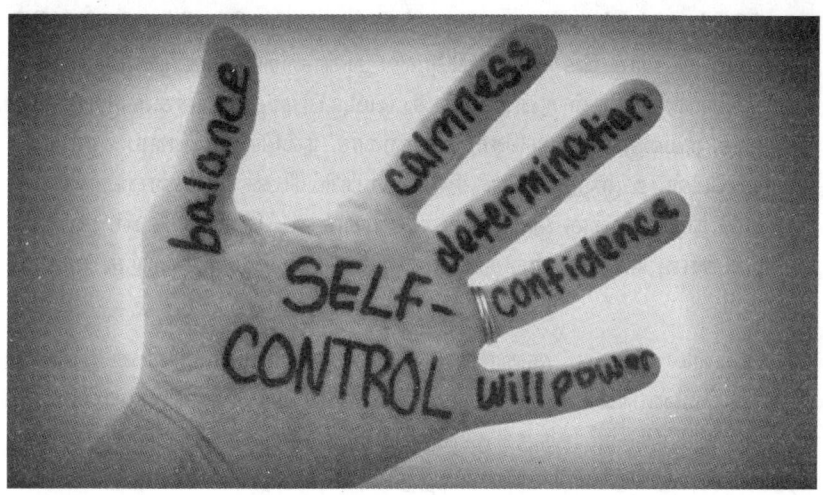

கருணையின் காரணமாக அதை நான் விலக்கினேன். அதற்குப் பிறகு எந்த நொடியிலும் அதைச் சாப்பிட வேண்டும் என்கிற ஆர்வம் எனக்கு ஏற்பட்டதில்லை. பழுத்த இலை மரத்தில் இருந்து உதிர்வதைப்போல அந்த உணர்வு எனக்கு ஏற்பட்டது.

எவ்வளவோ பேர் வற்புறுத்தியும் நான் என் கால் சரியாவதற்காக வேறோர் உயிருக்கு வலி ஏற்படுத்த விரும்பவில்லை. கால்சியம் மாத்திரைகளைச் சாப்பிட்டு குணப்படுத்திக் கொண்டேன். இப்போது பழையபடி நடக்கவும், சில நேரங்களில் தாவிக்குதித்துப் படியேறவும் முடிகிறது. இன்றுவரை தொடர்ந்து கால்களுக்கான பயிற்சிகளை செய்து

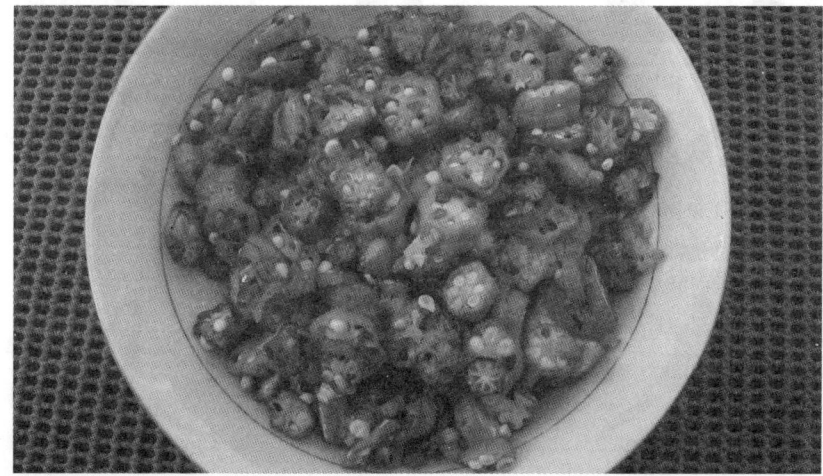

வருகிறேன். முட்டித்தசைகளை முறுக்கி அவற்றை விடுவித்து கால்களின் தசையை திடமாக்கிக் கொள்கிறேன். அண்மையில் ஊடுகதிர் எடுத்த போது முறிந்த இடம் நன்றாகக் கூடியிருப்பதைப் பார்க்க முடிந்தது. காலுக்கு நல்லது என்று சொன்னதற்காக நல்லெண்ணெய் சேர்த்துக் கொண்டேன். உளுந்துக் கஞ்சியை சாப்பிட்டேன். வெண்டைக்காயை இரண்டு நாட்களுக்கு ஒருமுறை உணவாக உட்கொண்டேன். ஆனால் சைவ உணவு உட்கொள்வது என்கிற வைராக்கியத்திலிருந்து விடுபட வில்லை.

உடலில் ஏற்பட்ட குறைபாடு நீங்குவதற்கு மனத்தில் கட்டுப்பாடு இருக்க வேண்டும். எனக்குத் தெரிந்தவர் ஒருவர் மஞ்சள்காமாலையால் பீடிக்கப்பட்டிருந்தார். அந்தக் காலத்தில் அதற்கான தடுப்பு மருந்துகளோ, குணப்படுத்துகிற வீரியமான மாத்திரைகளோ இல்லை. பத்தியம்தான் கிராமத்தில் அதைக் குணப்படுத்தும் மருந்து. எங்கள் ஊரில் காலை வேளையில் கண்களுக்கு மருந்து ஊத்துவார்கள். கண் பயங்கரமாக எரியும். கண்ணில் இருந்து தாரை தாரையாக நீர் வழியும். இரண்டு நாட்கள் அவ்வாறு ஊற்றுவார்கள். அதற்குப் பிறகு மூன்று மாதம் கடுமையான பத்தியம் இருக்க வேண்டும். நன்றாக வேகவைக்கப்பட்ட சாதத்தில் வெண்ணெய் எடுக்கப்பட்ட மோரைக் கலந்து சாப்பிடலாம். அதுதான்

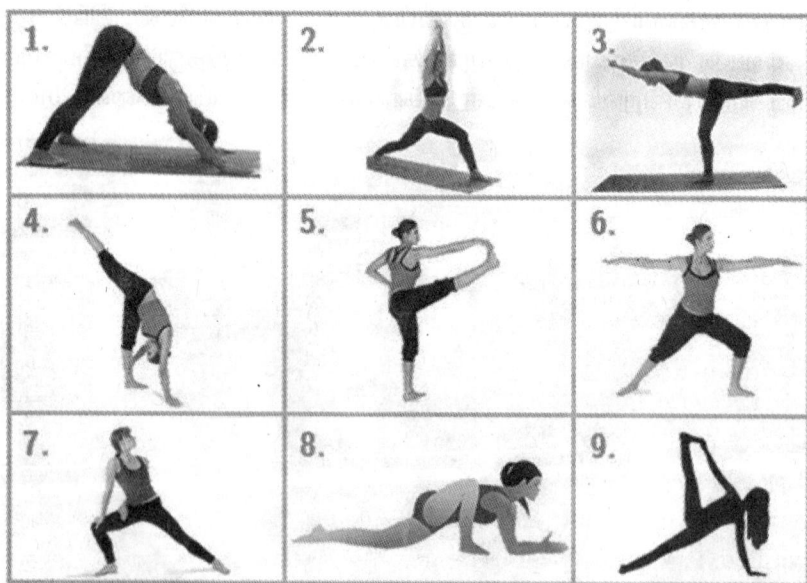

மருத்துவம். எனக்கு அந்த அனுபவம் ஏற்பட்டிருக்கிறது. ஆனால் நான் குறிப்பிட்ட நபர் சற்று சரியானதும் வீட்டில் யாரும் இல்லாதபோது அவர்களுக்காக சமைத்து வைத்த உப்புமாவை எடுத்துச் சாப்பிட்டார். அது நெய் வழிய வழிய செய்யப்பட்டிருந்த சுவையான உப்புமா. வெகுநாட்கள் ருசியான உணவையே சாப்பிடாமல் இருந்த அவருக்கு எவ்வளவு சாப்பிட வேண்டும் என்பதுகூடத் தெரியாமல் ஒட்டு மொத்தத்தையும் காலி செய்தார். அதன் விளைவாக மறுபடியும் மஞ்சள் காமாலையால் பீடிக்கப்பட்டு உயிரையே இழந்தார்.

நோய்களும், குறைபாடுகளும் வராமல் தடுக்க நாம் மேற்கொள்ளும் வாழ்க்கை முறையும் மனக்கட்டுப்பாட்டைப் பொருத்து அமைகிறது. உடற்பயிற்சி, உணவு, பழக்கவழக்கங்கள் ஆகிய மூன்றும் சரியாக இருந்தால் பெரும்பான்மையான பிரச்சினைகளில் இருந்து விடிவு பெற்று விடலாம். ஒரு காலத்தில் நாம் உடற்பயிற்சிகள் செய்ய வேண்டிய அவசியம் இல்லாத வாழ்க்கையை வாழ்ந்து வந்தோம். அப்போது மின்சார மோட்டார் எல்லாம் கிடையாது. தண்ணீரைக் கிணற்றில் இருந்து இறைத்துத்தான் பயன்படுத்தவேண்டும். தண்ணீரைப் பாத்திரங்களில் சேமித்து வைக்கிற பழக்கமும் இல்லை. அப்படி சேமித்தால் அதில் கொசுக்கள் முட்டையிடும் என்பதால் குடிநீரை மட்டுமே குடங்களில் சேமித்து வைப்பார்கள். மலேரியாவைப் பரப்பும் கொசுக்கள் நன்னீரில்தான் முட்டையிடும் என்பது பொது அறிவுத் தகவல். எனவே யாருக்கு எவ்வளவு தண்ணீர் வேண்டுமோ அதைக் கிணற்றில் இருந்து வாளியின் மூலம் இறைத்து பயன்படுத்துவார்கள். குளிப்பதற்கும், பல்துலக்குவதற்கும், துணிகளைத் துவைக்கவும், பாத்திரங்களைக் கழுவவும் ஒருநாளைக்குப் பத்து முறையாவது தண்ணீரை இறைப்பது தோள்களுக்கும், கைகளுக்கும் நல்ல உடற்பயிற்சியாக அமைந்தது.

துணி துவைக்கும் இயந்திரங்கள் அன்று புழக்கத்தில் இல்லை. எனவே அவரவர் உடையை அவர்களே வெளுப்பார்கள். துவைப்பது இன்னோர் உடற்பயிற்சி. மாவு ஆட்டுவதும், அம்மியில் அரைப்பதும், உலக்கையால் குத்துவதும் பெண்களுக்கான உடற்பயிற்சியானது. அந்தக் காலத்தில் கேழ்வரகு மாவை கவையால் கிண்டுவதுகூட நல்ல உடற்பயிற்சியாக இருந்தது. பெண்களைப் பொருத்தவரை சந்தைக்குச் சென்று வருவது நல்ல உடற்பயிற்சி. அன்று இன்றிருப்பதைப்போல மோட்டார் வாகனம் இல்லை. மிதிவண்டியே மிகப் பெரிய வாகனம். அதை

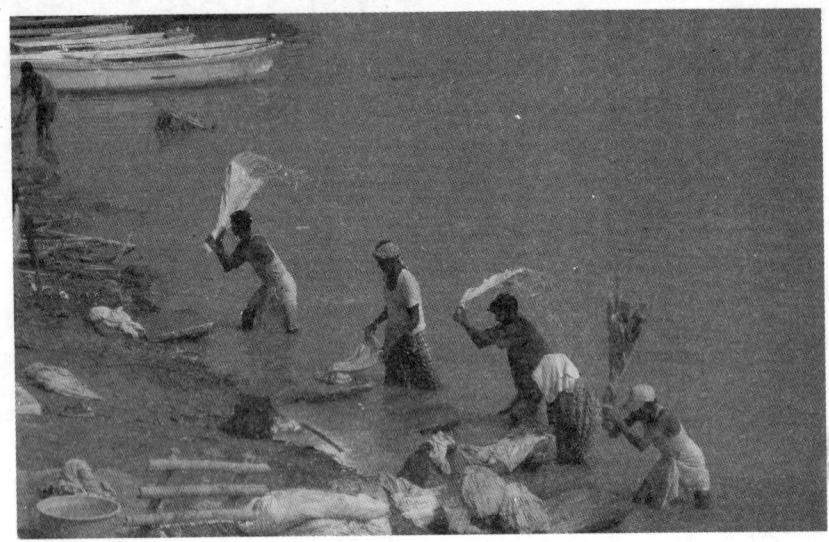

இயக்குவது சிறப்பான உடற்பயிற்சியாக இருந்தது. அவ்வாறு தனியாக உடற்பயிற்சி என்று எதுவும் இல்லாமல் இயல்பாக உடல் உழைப்பின்மூலம் வாழ்ந்தவர்கள் எதைச் சாப்பிட்டாலும் செரித்துவிடும். அவர்கள் உடல் வியர்வையால் நனையும்போது அவர்கள் சாப்பிடுகிற உப்பு வெளியே வந்துவிட்டது. அதனால் ரத்த அழுத்தம், கொலஸ்ட்ரால், சர்க்கரை போன்ற வியாதிகள் எதுவும் வரவில்லை.

அந்தக் காலத்தில் நினைத்த நேரத்தில் மாமிசமோ, பாலோ, நெய்யோ உண்ணக் கிடைக்காது. நெய் என்பது எப்போதாவது கிடைக்கிற பொருள். இனிப்பு என்பது பண்டிகைகளில் மட்டுமே செய்யப்படுகிற பலகாரம். அதைப்போல மாமிசம் என்பது வாரத்திற்கு ஒருமுறை மாத்திரம் கிடைக்கும். எனவே கொழுப்புச்சத்தை விரும்பினாலும் அதிகம் சாப்பிடுகிற சூழல் அன்றில்லை. அதைப்போலவே மக்களிடம் பணப் புழக்கமும் அதிகம் இருந்ததில்லை. அவர்கள் எப்போதாவதுதான் ருசியான உணவைச் சாப்பிட முடியும். பெரும்பான்மையான வீடுகளில் சிறுதானியங்களே உணவுக்குப் பயன்படுத்தப்பட்டு வந்தன. எனவே உடலில் கொழுப்பையோ, சர்க்கரையையோ கூட்டுகிற பொருட்கள் கிடைக்காததால் இயற்கையாகவே ஒரு கட்டுப்பாடு நிகழ்ந்தது. சாப்பிடுகிற உணவை உழைப்பு ஈடுகட்டியது. அன்று பலர், அதுவும் குறிப்பாக ஆண்கள் விரைவில் மரணமடைந்ததற்குக் காரணம் ஆரோக்கியமற்ற தன்மையும், மதுவும்தான். பலருடைய குடலையும், கல்லீரலையும் மது பாதித்ததால்

அவர்கள் மரணமடைய நேர்ந்தது. மற்றபடி அவர்கள் வலுவாகவும், திடமாகவும் இருந்தார்கள்.

இன்று நம்முடைய தட்பவெப்ப சூழலுக்கு ஒவ்வாத உணவுகள் நிறைய கிடைப்பதோடு உடல் உழைப்பு முற்றிலும் குறைந்துவிட்டது. கிராமங்களில் இருப்பவர்கள்கூட பக்கத்துத் தெருவுக்குச் செல்வதற்கு இருசக்கர வாகனங்களைப் பயன்படுத்துகிறார்கள். எல்லா நாட்களிலும், எல்லா நேரங்களிலும் பாலும், நெய்யும், மாமிசமும் கிடைக்கின்றன. ஒரு காலத்தில் சேலத்தில் ஒட்டு மொத்த மாவட்டத்திற்கே ஒரே ஒரு ஐஸ்கிரீம் கடைதான் இருக்கும். ஆனால் இன்று சந்துக்குச் சந்து, மூலைக்கு மூலை ஐஸ்கிரீம் கடைகள் வந்துவிட்டன. எல்லா இடங்களிலும் இனிப்புக் கடைகள் இருக்கின்றன. அப்போதெல்லாம் ஆயிரத்திற்கு ஒன்றிரண்டு இனிப்புகள் மட்டுமே மக்கள் சாப்பிட்டு வந்தார்கள். ஆனால் இன்று ஆயிரத்திற்கும் மேற்பட்ட இனிப்பு வகைகள் கடைகளில் கிடைக்கின்றன. சாப்பிடுகிற அளவிற்கு சக்தி விரயமாவதில்லை.

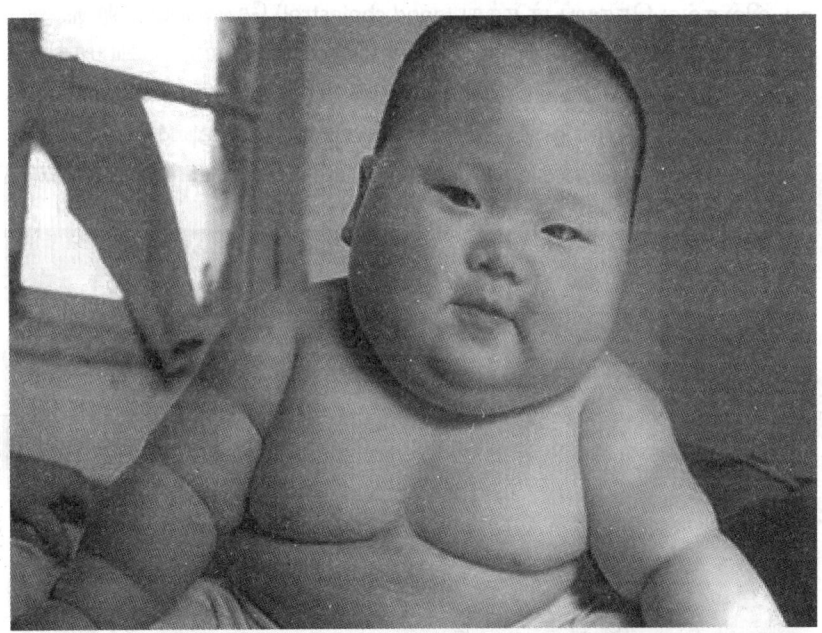

இன்று பல வீடுகளில் குழந்தைகள் ஊளைச்சதையோடு இருக்கின்றனர். அடுக்குமாடிக் கட்டடங்களில் அடைந்துவிடுகின்ற அவர்கள் எந்த விளையாட்டையும் விளையாடுவதில்லை. வீட்டுப் பாடத்தை

முடிப்பதே கின்னஸ் சாதனையாக இருப்பதால் அவர்கள்அதிலேயே மூழ்கி அதிகம் சாப்பிட்டு ஊளைச்சதையை வளர்த்துக்கொள்கின்றனர். தொலைக்காட்சியைப் பார்த்துக்கொண்டு சாப்பிடுவதால் கதாநாயகன் வில்லனைக் குத்தும்போதெல்லாம் அதே வன்மத்துடன் இரண்டு மடங்கு உணவைப் பற்களில் கடித்து விழுங்குகின்றனர். இன்று அதிகம் கிடைப்பதுதான் பல நேரங்களில் உபாதைக்குக் காரணமாக இருந்துவிடுகிறது. சுயக்கட்டுப்பாடும், சரியான வாழ்க்கை முறையும் இல்லாவிட்டால் எவ்வளவு மருத்துவமனைகள் வந்தாலும் நோய்கள் பெருகிக்கொண்டுதான் இருக்கும்.

இன்று நாம் சாப்பிடுகிற உணவுப்பொருட்களில் சத்துப் பற்றாக் குறை இருப்பதால் நிறைய ஊட்டச்சத்துகளை மாத்திரை வடிவில் சாப்பிட வேண்டியிருக்கிறது. ஏற்கெனவே உணவுதானியங்களில் அயோடின் பற்றாக்குறை ஏற்பட்டதால் அதை உப்பில் கலந்து சாப்பிட்டுக் கொண்டிருக்கிறோம். அது தவிர நாற்பது வயதுக்கு மேலானவர்களுக்கு உடலில் நல்ல கொழுப்புச் சத்து (good cholestrol) தேவைப்படுகிறது. அது மாரடைப்பு வராமல் தடுக்கிறது. அதற்கு மீன் எண்ணைய் அவசியமாகிறது. அதைப்போலவே வைட்டமின் மாத்திரைகளும் தேவைப்படுகின்றன. வைட்டமின் 'ஈ' போன்றவை உடலின் செயல்பாட்டுக்கு அவசியமாகின்றன. எனவே நல்ல ஆரோக்கியத்துடன் இருக்கிறவர்கள்கூட ஒருநாளைக்கு

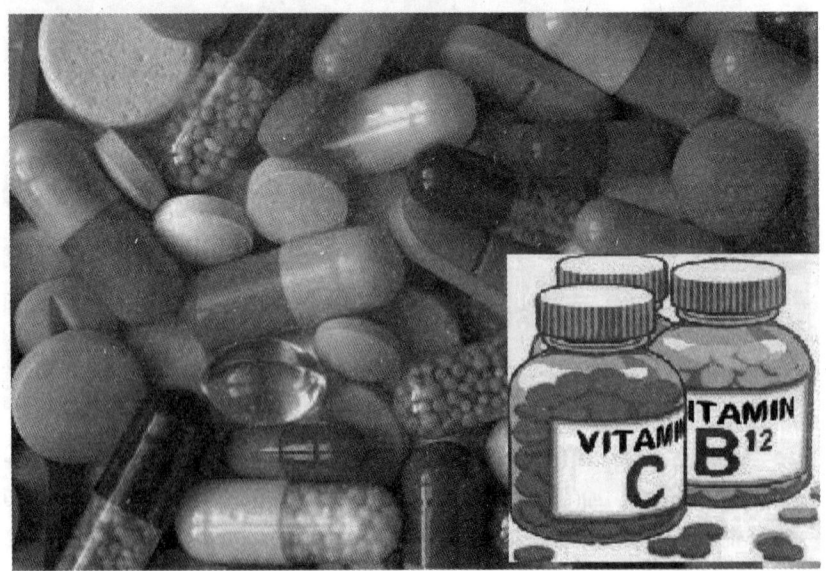

இதுபோன்ற சத்தைத் தருகிற ஐந்தாறு மாத்திரைகளைச் சேர்த்துக்கொள்ள வேண்டியதாக இருக்கிறது. ஆனால் அவற்றை மருந்துப்பட்டியலில் சேர்க்கக் கூடாது.

என் நண்பர் ஒருவர் அன்று என்னிடம் 'வயதாகும்போது வலிமை குறைகிறது' என்றும், 'இப்போதெல்லாம் மாடிப்படி ஏறும்போது முட்டி வலிக்கிறது' என்றும் சொன்னார். நான் அவரிடம் 'நீங்கள் கால்சியம் மாத்திரை சாப்பிடுகிறீர்களா ?' என்றேன். 'இல்லை' என்றார் அவர். நாற்பது வயதுக்கு மேற்பட்டால் தினமும் ஒரு மாத்திரை சாப்பிடவேண்டும். அதோடு வைட்டமின் டீ–3 யையும் எடுத்துக்கொள்ளவேண்டும். அப்போதுதான் நாம் சாப்பிடுகிற கால்சியம் எலும்பில் போய்ச்சேரும். இல்லாவிட்டால் எலும்புகள் பலவீனமாகி முறிந்து விடுவதற்கான வாய்ப்புகள் அதிகம். அவரிடம் நான் 'நீங்கள் தினமும் நடைப்பயிற்சி செய்கிறீர்களா ?' என்று கேட்டேன் அவர் 'அரைமணி நேரம் தினமும் நடக்கிறேன்' என்றார். 'முறையான காலணிகளைப் பயன்படுத்துகிறீர்களா ?' என்று கேட்டதற்கு 'சாதாரணச் செருப்புதான் அணிகிறேன்' என்றார். செருப்புகளை அணிந்துகொண்டு தார் ரோட்டில் நடந்தால் முட்டி வலி வருவதற்குச் சாத்தியக்கூறுகள் அதிகம். இப்படி மிகவும் நன்றாகப் படித்து உலக நாடுகளின் பொருளாதாரத்தை எல்லாம் அலசுகிற இந்த மெத்தப் படித்த மேதாவிகள் அடிப்படையான உடல்நலச் செயல்களில்கூட அக்கறை செலுத்துவதில்லை. இன்றையச் சூழ்நிலையில் நம் உடல் பராமரிப்புக்கு ஒரு தொகையை ஒதுக்க வேண்டும். அதுதான் உண்மையான சேமிப்பு என்பதை உணரவேண்டும். உடல் நலத்தைச் சேமிப்பதைவிட உயர்ந்த சேமிப்பு வேறெதுவும் இருக்க முடியாது என்பதை உணர்வதே முக்கியம்.

சிலர் எளிதாக மருத்துவர்களால் திருப்தியடையமாட்டார்கள். அந்த ஊருக்கு எந்த புது மருத்துவர் வந்தாலும் அவரிடம் மருத்துவம் பார்ப்பதற்குச் செல்வார்கள். புதிதாகத் திறந்திருக்கின்ற உணவுவிடுதியில் சாப்பிடுவதைப்போன்ற அணுகுமுறையைத்தான் அவர்கள் மருத்துவமனையிலும் கடைப்பிடிப்பார்கள். இப்படி அடிக்கடி மருத்துவர்களை மாற்றுபவர்கள் எந்தப் பயனும் இல்லாமல் மருந்துகளையும் அடிக்கடி மாற்றித் தொல்லையுறுவார்கள்.

ஒரு காலத்தில் நம் நாட்டில் யார் வேண்டுமானாலும் மருத்துவர் ஆக முடியாது என்கிற நிலை இருந்தது. சிலரிடம் மட்டுமே குணப்படுத்தும் கைகள் இருப்பதாக நாம் திடமாக நம்பினோம். தவசீலர்களும்,

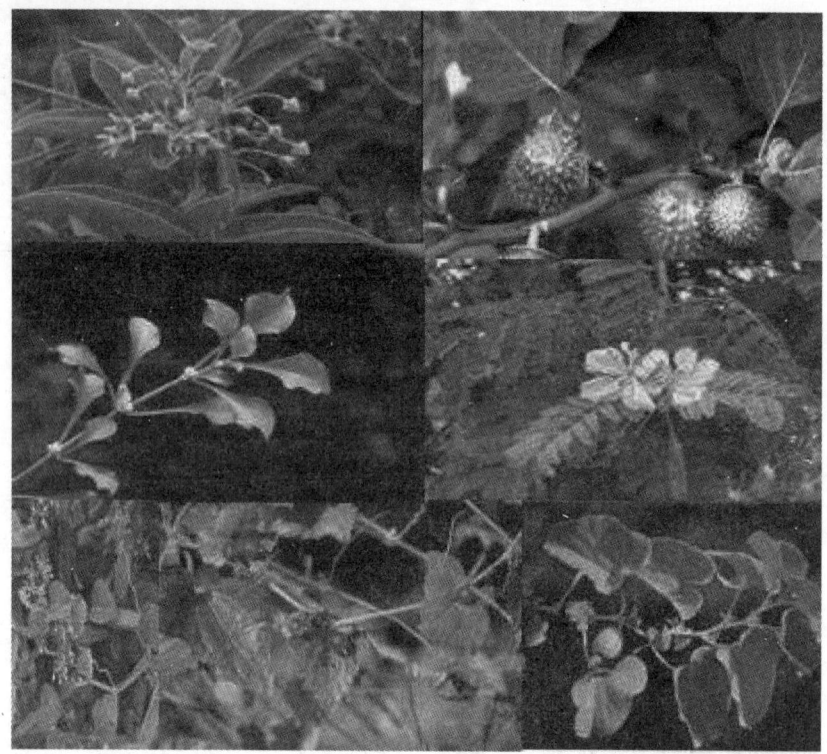

முனிவர்களும் கொடுக்கிற மருந்துதான் வியாதிகளைக் குணப்படுத்தும் என்கிற நிலைமை இருந்தது. அவர்களிடம் சென்றுதான் மருந்தைப் பெறுவார்கள். அதற்குப் பிறகு கோயில்களில் பூஜை செய்பவர்கள், வீட்டிலேயே நிறைய நேரம் வழிபாடு, தியானம் போன்றவற்றைச் செய்கிறவர்கள் மூலம் மருந்தைப் பெறுவது என்கிற விதிமுறை இருந்தது. அப்படிப்பட்ட ஒழுக்கசீலர்களும் மூலிகைகளை மலைப்பகுதிகளில் சென்று சேகரித்து வந்து அவற்றை மருந்தாக ஆக்கி எந்த விதமான பணமும் இல்லாமல் சிகிச்சை அளிப்பார்கள். இந்த சாதாரண மூலிகைகள் மற்றவர்களுக்குத் தெரிந்தால் அவற்றை அதிகமாகப் பயன்படுத்தி அதன் மகிமையைக் குறைத்துவிடுவார்கள், அதிகமாக மருந்தை உட்கொண்டால் அது பக்கவிளைவுகளை ஏற்படுத்திவிடும், என்ன வேண்டுமானாலும் செய்யலாம் என்ற ஒழுக்கக்கேட்டையும் ஏற்படுத்திவிடும் என்பதால்தான் அவற்றை ரகசியமாக வைத்திருந்தார்கள். ஒழுக்கமில்லாதவர்கள் கைகளில் இந்த மருந்து அகப்பட்டால் அவற்றின் குணப்படுத்தும் தன்மை குறைந்துவிடும் என்று நம்பினார்கள்.

மேற்கத்திய நாடுகளில்கூட போர்க்களத்தில் காயமடைந்தவர்களைக் குணப்படுத்த கன்னியாஸ்திரிகளே களத்தில் இறக்கப்பட்டார்கள். புனிதத்தன்மை உடைய அவர்களின் விரல்கள் காயங்களை ஆற்றும் என்று எண்ணினார்கள். அந்தப் பெண்மணிகளும் இறைமையிடம் தங்களை முழுமையாக ஒப்படைத்து எந்தக் கைமாறையும் எதிர்பார்க்காமல் சிகிச்சை அளித்தார்கள். தங்கள் வாழ்கையை அந்த உயரிய நோக்கத்திற்காக ஒப்படைத்தார்கள்.

நான் கேள்விப்பட்டிருக்கிறேன். என் நண்பர் ஒருவருக்கு காலில் எலும்பு முறிவு ஏற்பட்டது. அந்த ஊரில் இருக்கிற ஒரு வைத்தியர் வரவழைக்கப்பட்டார். அவர் சிறிது நேரத்தில் அருகில் இருந்த காட்டுப்பகுதிக்குச் சென்று ஒரு மூலிகையைக் கொண்டுவந்து நன்றாகக் கசக்கி எலும்பு முறிவு ஏற்பட்ட இடத்தில் கட்டினார். ஒரே வாரத்தில் எலும்பு முறிவு சரியானது. மிக அரிய வகை மூலிகைகள் நம்மிடம் இருந்திருக்கின்றன. அவற்றை முழுமையாகப் பயன்படுத்தாமல் இன்று நம்முடைய பாரம்பரிய மருத்துவத்தை நாம் இழந்துவிட்டோம் என்பதுதான் உண்மை.

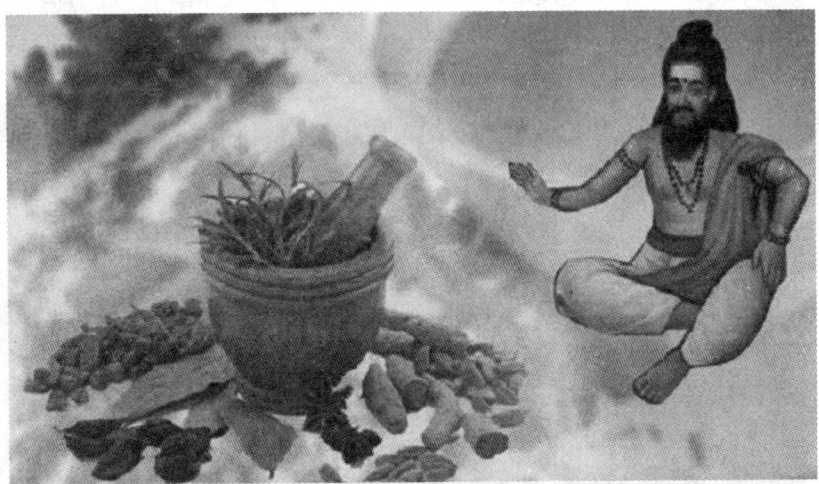

மருந்து, மருத்துவமனை, நோயாளி ஆகிய மூவருமே வியாதியைக் குணப்படுத்துவதில் முக்கியப் பங்கை வகிக்கிறார்கள். காற்றோட்டமும், வெளிச்சமும் உள்ள இடத்தில்தான் மருத்துவமனை அமைக்கப்பட வேண்டும். நிறைய மரங்களும் வெட்டவெளிப் பகுதியும் இருந்தால்தான் நோய் எளிதில் குணமாகும். இன்று பெரும்பாலான மருத்துவமனைகள்

நகரத்தின் மையப்பகுதிகளில் அமைந்திருக்கின்றன. அவை நெரிசலிலும், நெருக்கடியிலும் சிக்கித் தவிக்கின்றன. அங்கு காற்றோட்டம் அறவே இல்லை. வாகனங்களை நிறுத்தவும் இடமில்லை. வருகிற நோயாளிகள் அமருவதற்குக்கூட இடமில்லாமல் வர்த்தகமாக்கப்பட்ட மருத்துவ மனைகள் உண்டு.

அரசு நிறுவனங்களைவிட அதிகமான சிவப்பு நாடா முறை சில மருத்துவமனைகளில் இருக்கின்றன. அங்கு சென்றதும் பல முனைகளுக்குச் சென்று விசாரணை செய்து பெயரைப் பதிவுசெய்ய வேண்டும். பிறகு அந்தக் கோப்பை எடுத்துக்கொண்டு மருத்துவருக்காகக் காத்திருக்க வேண்டும். மருந்து வாங்குவது மற்றொரு பிரச்சினை. உடம்பைப் பார்க்கிற மருத்துவர் பணிநேரம் மாறுவதால் அறுவைச்சிகிச்சை செய்யும்போது உடனிருப்பதில்லை. எனக்குத் தெரிந்த ஒருவருக்குத் தொண்டையில் கட்டியிருக்கிறது என்று ஒரு மருத்துவமனையில் சிகிச்சை அளிக்கப்பட்டது. அறுவைச்சிகிச்சை முடிந்து அவர் வீட்டிற்கு அனுப்பப் பட்டார். பிறகு வாரம் ஒரு முறை பரிசோதனைக்கு வரச் சொன்னார்கள். ஐந்து முறை பரிசோதனைக்குச் சென்ற அவர் ஒருமுறைகூட தனக்கு அறுவைச்சிகிச்சை செய்த மருத்துவரைச் சந்திக்க முடியவில்லை.

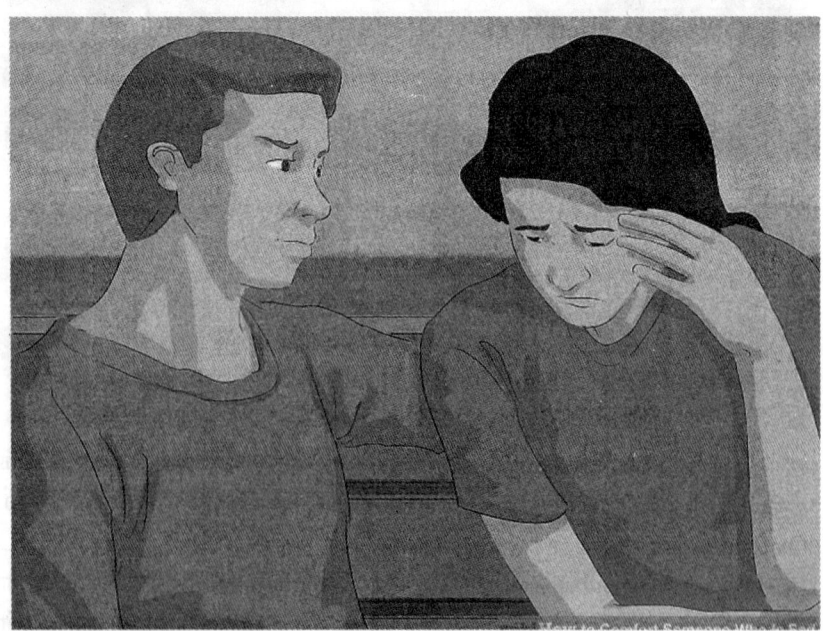

நிறைய மருத்துவமனைகளில் என்ன நோக்கத்திற்காக நோயாளி அனுமதிக்கப்பட்டிருக்கிறார் என்பதே தெரியாமல் பரிசோதனைகளைச் செய்கிறார்கள். நிறையப் பேர் இருப்பதால் அவர்கள் அடிக்கடி வந்து நோயாளியைத் தொந்தரவு கொடுத்த வண்ணம் இருக்கிறார்கள். வெளிநாடுகளில் மருத்துமனையில் விருப்பப்படி சென்று அனுமதி பெற முடியாது. காத்திருப்புக் காலம் ஒன்று உண்டு. நம் நாட்டில் அந்தப் பிரச்சினை இல்லை. மருத்துவச் செலவும் குறைவு. மருத்துவமனைகள் சிறப்பாகச் செயல்பட்டால் நோயாளிகள் விரைவில் குணமடைய முடியும்.

நோயாளிகள், மருத்துவர்கள் என்ன விதிமுறைகளைக் கடைப்பிடிக்கச் சொல்கிறார்களோ அதைக் கண்டிப்பாகக் கடைப்பிடிக்கவேண்டும். எக்காரணத்தைக் கொண்டும் தாங்களாக மருந்தை மாற்றுவதையோ, உணவை மாற்றுவதையோ செய்யக் கூடாது. உடலில் மாற்றம் தெரிந்தால் உடனடியாக பரிசோதனைக்குச் செல்வதுதான் நல்லது. வெளிநாடுகளில் எல்லோருமே சிகிச்சைக்கான காப்பீட்டைச் செய்திருக்கிறார்கள். எனவே அவர்கள் மருத்துவமனையில் சேர்ந்ததும் தொடர்புடைய ஆயுள்காப்பீட்டு

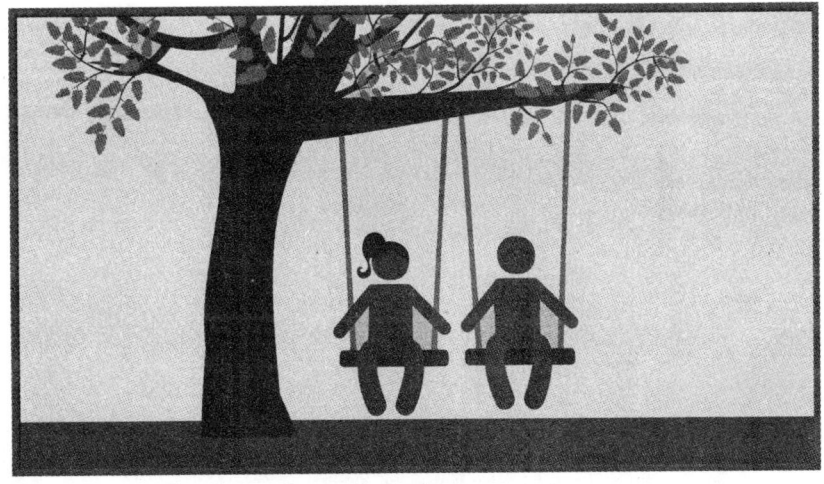

நிறுவனம் அவர்களுக்கான செலவை ஏற்றுக்கொள்கிறது. ஆனால் நம் நாட்டில் இன்னும் பரவலாக அந்த உணர்வு ஏற்படவில்லை.

மருந்தில்லாத மருந்து என்று ஒன்று உண்டு. மனக்காயத்திற்கு நாம் தருகிற ஆறுதலே மருந்து. நோய்வாய்ப்பட்டிருப்பவர்களிடம் நாம் காட்டும் கரிசனமே மருந்து. சோகத்தில் இருப்பவர்களை அரவணைத்து

அவர்களுக்கு நாம் சொல்லுகின்ற அன்பான வார்த்தைகளே மருந்து. இப்படிப் பலருக்கும் நம் நடத்தையின் மூலம் அருமருந்தாக நாம் அமைய முடியும்.

நாம் நம் உயர்ந்த ஒழுக்க நெறியின் மூலமும், இனிய நினைவுகள் மூலமும், எப்போதும் சுறுசுறுப்பாக இயங்கும் ஆற்றலின் மூலமும் மருந்துகள் தேவைப்படாத மகத்தான வாழ்க்கையை வாழ முயற்சி செய்வோம். ஏதேனும் காரணத்தால் மருந்துகள் உட்கொள்ள நேரிட்டால் அவற்றை விஞ்ஞான முறைப்படி அணுகி அவற்றின் மூலம் நம்பிக்கையான வாழ்க்கையைப் புதுப்பித்துக்கொள்வோம்.

***